Dra. Vanderléa Coelho

VIVA SEM SOFRER NA *menopausa*

VITAL

Todos os direitos reservados
Copyright © 2021 by Editora Pandorga

Direção Editorial
Silvia Vasconcelos
Produção Editorial
Equipe Editora Pandorga
Preparação
Henrique Tadeu Malfará de Souza
Revisão
Carla Paludo
Diagramação
Vanúcia Santos
Capa
Vanúcia Santos

Texto de acordo com as normas do Novo Acordo Ortográfico da Língua Portuguesa
(Decreto Legislativo n° 54, de 1995)

DADOS INTERNACIONAIS DE CATALOGAÇÃO NA PUBLICAÇÃO (CIP) DE ACORDO COM ISBD
Elaborado por Vagner Rodolfo da Silva - CRB-8/9410

672v	Coelho, Dra. Vanderléa
	Viva sem sofrer na menopausa / Dra. Vanderléa Coelho. - Cotia : Pandorga, 2022.
	192 p. : il. ; 16cm x 23cm.
	Inclui índice.
	ISBN: 978-65-87140-54-4
	1. Medicina. 2. Saúde da mulher. 3. Menopausa. I. Título.
2022-982	CDD 613
	CDU 613

Índices para catálogo sistemático:

1. Saúde da mulher 613
2. Saúde da mulher 613

2022
IMPRESSO NO BRASIL
PRINTED IN BRAZIL
DIREITOS CEDIDOS PARA ESTA EDIÇÃO À
EDITORA PANDORGA
RODOVIA RAPOSO TAVARES, KM 22
GRANJA VIANA – COTIA – SP
Tel. (11) 4612-6404
www.editorapandorga.com.br

SUMÁRIO

Agradecimentos..5

Sete coisas que este livro fará por você..6

Introdução – a minha história: ser derrotada para vencer.............9

Prefácio...17

Capítulo 1: Tome consciência disto para viver sem sofrer na menopausa 21

Capítulo 2: Livre-se do ciclo da ruína e da menopausa perpétua...43

Capítulo 3: A mentalidade certa para vencer os efeitos da menopausa....................................55

Capítulo 4: Alimentação certa na menopausa..73

Capítulo 5: Coloque em prática os exercícios certos para a menopausa..................................97

Capítulo 6: Você deve saber isto sobre o uso de fitoterápicos na menopausa 115

Capítulo 7: Estes são os suplementos que eu indico para essa fase da vida 129

Capítulo 8: Descubra quando é necessário fazer reposição hormonal...................................145

Capítulo 9: Entenda isto para você usar hormônios sem medo 163

Capítulo 10: Enfim, você é a Rainha da sua história e da sua vida! 175

AGRADECIMENTOS

A Deus, acima de tudo, pois sem essa energia criadora não existiria vida a ser vivida nem o livre-arbítrio para sermos as Rainhas de nossa história, estando no controle das nossas vidas.

À minha mãe, Maria Antônia Coelho, falecida aos 23 anos de idade, deixando três filhas, eu com 11 meses de idade. Ela me presenteou com a sua carga genética repleta de força e de energia do bem.

À minha avó/mãe, Maria Cecília Coelho, que, mesmo com a dor de ter perdido sua filha primogênita, buscou superar o sofrimento e me criou com o que de melhor pôde me dar, uma educação com princípios de ética e de respeito por mim, pelo próximo e pela vida. Ela me dizia: "Quem pare sente a dor e quem cria sente o amor". Buscou me dar todo o conforto espiritual de que eu precisava para crescer com alicerces sólidos e jamais perder a fé.

Ao meu marido, parceiro e amigo Luis Augusto Padularrosa, meu "motor turbo". Juntos nos apoiamos para tornarmos a nossa vida melhor a cada dia, e juntos temos o propósito de ajudar mulheres na fase da menopausa e climatério para que elas vivam com saúde plena na segunda metade da vida.

A mim, por ser resiliente, por jamais desistir, por sempre dar o meu melhor, por ter uma fé inabalável, por estar convicta de que eu vou ajudar Rainhas a usufruírem do maior presente que recebemos de Deus, que é a vida, e mostrar para Ele a nossa gratidão, vivendo a melhor vida que pudermos viver.

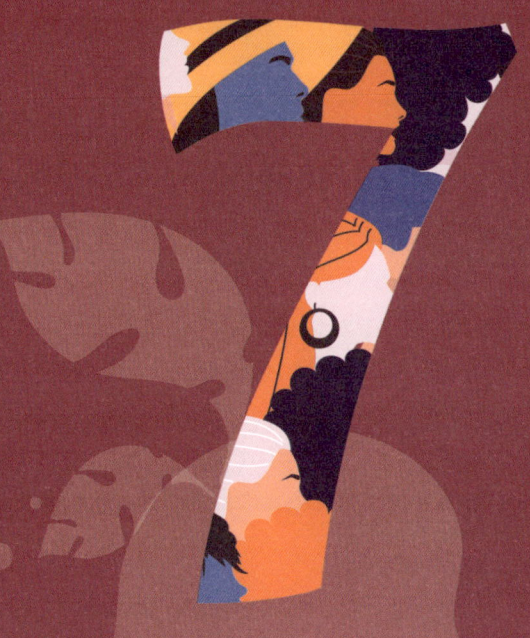

7 coisas que este livro fará por você

1 Eliminará da sua mente a ideia de que você deve se conformar com os efeitos causados pela menopausa no seu dia a dia e lhe proporá novos pensamentos, novas oportunidades, novos caminhos...

2 Aumentará o seu ânimo, a sua vontade de viver maravilhosamente a segunda metade da vida.

3 Irá prepará-la para conversar com seu médico, a fim de escolher o tratamento certo para eliminar os sintomas da menopausa (calores, falta de libido, irritabilidade, insônia, fadiga...).

4 Fará você se sentir segura e sem medo, caso opte pela reposição hormonal.

5 Ajudará você a emagrecer na menopausa para ter seu corpo de volta e usar as roupas que ama.

6 Irá motivá-la a adotar hábitos saudáveis que lhe proporcionarão qualidade de vida.

7 Fará você assumir o controle da sua vida, ter saúde e viver sem sofrer na menopausa.

INTRODUÇÃO

A MINHA HISTÓRIA: SER DERROTADA PARA VENCER

• • •

"A vida é uma sequência de batalhas diárias, e, para vencermos, temos que ser persistentes, resilientes e ter constância, mas acima de tudo temos que manter a nossa motivação, e, para isso, devemos ter um propósito, uma razão pela qual a nossa vida tenha um sentido de ser vivida... que o seu propósito seja nada menos do que viver a sua melhor vida."

Dra. Vanderléa Coelho

Haverá momentos em que você vai ganhar algumas batalhas e outros em que irá perder. Mas saiba que essas perdas são apenas derrotas temporárias, as quais servirão para você aprender o que não deu certo e onde falhou. Ao aprender com os erros, você vai se preparar cada vez mais, pois a vida é como um jogo: todos os dias você deverá acordar e estar preparada para vencê-lo.

Especificamente no quesito saúde, posso dizer para você que vivenciei na pele inúmeras derrotas, porém a resiliência e a persistência foram meus pontos fortes para seguir em frente, para chegar aonde cheguei e estar preparada para contar o meu percurso, podendo apoiá-la na sua jornada de saúde ao escrever o meu primeiro livro.

Portanto, antes de começar, quero compartilhar com você de forma sucinta como cheguei até aqui, para apoiá-la nessa fase de climatério e menopausa.

Em toda a minha trajetória, enfrentei vários obstáculos de saúde, bem antes do climatério e da menopausa, motivo pelo qual eu já estava pronta para recebê-los. E eu digo a você que foi pela dor que me preparei!

Infelizmente, não existe preparação para a menopausa, consequentemente a grande maioria das mulheres é "pega de calças curtas", o que pode ser o seu caso, que não estava ou não está preparada. Logo, pode estar pensando que a menopausa se restringe a parar de menstruar ou não poder engravidar mais, no máximo um calorão que passa – puro engano.

Entendi que a menopausa era um marco, que há uma vida antes e uma vida depois dela. Uma vida com hormônios e uma vida sem hormônios. Ficou claro para mim o que eu tinha de fazer depois da menopausa chegar, para continuar vivendo sem perder a essência da minha vida.

O que aconteceu comigo para me deixar preparada? Tudo começou a partir dos meus 30 anos: foram anos sofrendo pelo desequilíbrio hormonal. Contudo, o sofrimento da minha juventude foi a condição *sine qua non* a me capacitar para a maturidade. O que foi uma grande dor ainda jovem estabeleceu os alicerces para eu estar aqui agora, com você.

Quer saber como me preparei? Como obtive alicerces sólidos?

Venha comigo nesta breve história. De tanto sofrer antes da menopausa, por não saber exatamente o que estava acontecendo comigo mesma e por não conhecer meus inimigos, tive de desbravar terras que poucos ousam, superando inúmeros obstáculos, "batendo muito a cabeça".

Minha história começou muito antes da menopausa. Mesmo já sendo médica e especialista em ginecologia, não me recordo de terem me preparado especificamente para cuidar dos distúrbios hormonais das mulheres que estão na menopausa e no climatério. Mas me lembro, sim, que já aos 30 anos de idade as doenças femininas decorrentes das alterações hormonais já estavam me incomodando.

Primeiramente comecei a ter consciência de que eu tinha um "par de mamas", pois passei a sentir dor e inchaço nas minhas, de forma bem severa. Minhas mamas estavam presentes no meu dia a dia, conversavam comigo de dia e à noite. Essa dor me impedia de correr, de dar pulos, me acordava ao mudar de lado durante o sono... e namorar? Minhas mamas estavam fora do sexo, era impossível de serem tocadas!

As mamas, assim como a respiração e os batimentos cardíacos, estão no tronco de toda mulher, mas nenhuma delas merece a sina de mamas doloridas e inchadas 24 horas por dia!

E você pode estar pensando: mas por que você não tratava a dor? Digo a você que tentei todas as formas disponíveis dentro da medicina clássica. Tomei prímula, vitamina E, Gamaline® etc.

Tudo isso sequer fazia cócegas, até ouvir que seria o meu emocional ou que eu poderia tomar um remédio chamado tamoxifeno, usado para quem sofre de câncer de mama. Nem pensar, eu já odiava remédios! Minhas possibilidades de viver sem dores nas mamas estavam esgotadas.

No que se referia a essas dores, a medicina tinha me proposto tudo que ela poderia me ensinar. Nessa época sofri a minha primeira derrota: conviver com uma dor crônica por mais de uma década.

E, se você pensa que acabou a minha história, fique ligada, pois estamos no começo!

Vamos agora para a saga dos miomas uterinos, que mesmo sendo nódulos benignos podem causar muitos estragos. Existe um ditado popular na medicina que diz que quem não parir filhos vai parir miomas. A mais pura verdade, pelo menos no meu caso, quando aos 33 anos fui diagnosticada com os meus primeiros miomas.

Por eles, comecei a ter hemorragias, fui internada na urgência, ganhei um corte de cesárea na barriga e de fato "pari" 16 miomas, os quais me levaram a perder muito sangue, tendo de receber transfusão. Pela segunda vez eu estava perdendo a batalha da saúde.

E agora, como conter os miomas? A melhor proposta era colocar o DIU de hormônio, para bloquear o sangramento e controlar os miomas. Apesar de ser um hormônio, concordei, e com isso parei de sangrar e fiquei sem menstruar. Parecia que eu estava na vantagem e ganhando a batalha dessa vez.

Mas tinha chegado o momento de engravidar. Eu era a única sem filhos na família, já estava casada há dez anos e estava na idade crítica. Os meus 40 anos estavam próximos.

Então, tive de consultar um médico especialista em reprodução humana. Como eu tinha tido miomas, ele me pediu um exame detalhado do útero, uma ressonância pélvica. Para minha sorte ou azar, na época decidi também fazer um exame detalhado das mamas, pois eram muito densas. Esqueci de contar que, com 30 anos, além da dor mamária, eu tive dois nódulos nas mamas, os quais com o tempo se revelaram benignos. Ufa, havia ganhado uma lá atrás!

Como os obstáculos não aparecem à toa e tudo tem um significado... quer saber o resultado das duas ressonâncias? Os miomas estavam lá, de novo, o que até me chocou, mas nem tanto, pois tive uma surpresa muito maior e que mudou o curso da minha história. Havia um nódulo suspeito para câncer na mama, de 6 mm, o qual só aparecia na ressonância.

A proposta, na época, era remover uma parte da mama para que o nódulo fosse analisado. E agora? Derrotada de novo? Os fantasmas que por dez anos eu vinha gerenciando com muito otimismo continuavam a me assombrar, para tirar o meu sossego.

Agora era mais grave, e eu não poderia engravidar se não tirasse um pedaço da minha mama, ao mesmo tempo que era cobrada por meu marido para termos um filho. Por mais que ele me amasse, não entendia que eu era vítima de algo sobre o qual eu não tinha controle na época: o desequilíbrio hormonal.

Mesmo pressionada, me mantive otimista, não perdi a fé que me move, então decidi que eu não tinha câncer, que aquele nódulo não era maligno. Acreditei e não tirei um pedaço da mama. Resolvi que faria um controle por dois anos, a cada seis meses. E assim foi. Venci a batalha contra um provável câncer de mama.

Não era um câncer, ou, se era, ele havia desistido de mim. Esse nódulo, que já tinha sido uma ameaça no passado, ainda está em minha mama até hoje, mas inofensivo.

Porém, como nem tudo na vida são flores, essa decisão me trouxe algum tempo depois um grande desgaste na relação: o divórcio se anunciava. Os efeitos sobre a minha saúde passaram a impactar também a minha vida conjugal.

Mais uma batalha que estava perdendo e que eu tinha de gerenciar!

Eu já vinha perdendo as batalhas com a saúde, mas chegou um ponto em que a derrota era dupla, pois, na mesma época em que "pari" mais 44 miomas, com mais uma cicatriz e mais uma transfusão de sangue, meu casamento chegava ao fim, depois de quinze anos de relação.

Com toda a sinceridade do mundo, digo a você que em nenhum momento deixei de ser resiliente e jamais perdi a fé. Ela é o meu motor propulsor, e com ela sigo em frente sem reclamar, pois creio que, se soubermos superar as adversidades, momentos melhores estarão por vir.

Creio que toda a adversidade nos torna pessoas melhores! Por pior que seja a tempestade, um mar tranquilo estará por aparecer assim que ela se vai, desde que saibamos conduzir a nossa passagem pela tormenta.

Há momentos em que eu creio que somente Deus faz com que as nossas fichas caiam. As minhas caíram quando, sem saber que existia, sem procurar por ela, mas precisando dela, fui apresentada a uma medicina diferente, com uma visão integrativa, pela qual se busca tratar as causas das doenças, em uma inter-relação entre o corpo e o meio externo. E como ela aconteceu? Durante uma consulta com o meu oftalmologista.

O que eu havia aprendido na medicina tradicional não tinha sido o suficiente para me proteger de tantos prejuízos físicos e emocionais. Por isso, depois de já ter estudado por dez anos entre a universidade e as especializações, fiz mais seis anos de pós-graduação para aprender a agir nas causas das doenças, na raiz do problema. Valeu cada investimento de tempo e dinheiro que eu me propus.

Me dei conta de que tudo o que eu havia sofrido estava ligado ao meu estilo de vida, ao estresse, às noites de plantão mal dormidas, às incontáveis horas de estudo para as provas de títulos, a toda essa sobrecarga e repercussões sobre a minha saúde feminina.

Meu estilo de vida desequilibrou todo o meu sistema hormonal, que eu só poderia resolver se atuasse nas causas. Que causas? Ter tempo para dormir, comer com calma, praticar exercício e desestressar. E, depois disso, equilibrar meus hormônios.

Aprendi, apliquei tudo isso em mim e... eureca! Deu muito certo! Não foi um conto de fadas... me tornei uma mulher saudável e a médica que eu nasci para ser, pois todo o meu sofrimento me levou a estudar muito para aplicar em mim mesma todo o conhecimento adquirido.

Aprendi a cuidar somente de mim, com resultados de excelência, emagreci, estando no meu peso ideal desde então. Passei a aplicar tanto aprendizado nas minhas pacientes nos últimos dez anos, que também recuperaram a sua qualidade de vida e passaram a viver sem sofrer com a menopausa.

Compartilho diversos conteúdos gratuitos incansavelmente nas minhas mídias sociais desde 14 de outubro de 2016, ajudando milhares de mulheres a sair da obscuridade.

No ano de 2020, em plena pandemia, a pedido das minhas seguidoras, criei o programa "Magra após os 40", o qual, desde abril, tem ajudado centenas de Rainhas a emagrecer na menopausa sem fazer dietas, sem passar fome, de maneira 100% natural.

A dor, as cirurgias, as cicatrizes... tanto sofrimento físico e emocional, e até o divórcio, foram todas derrotas, mas quando olho para trás nada disso me deprime. Aprendi com as derrotas temporárias, amadureci e me tornei uma pessoa melhor.

O que passou, passou, e depois de tantas batalhas eu consegui ter a minha saúde sob controle, sem dor nas mamas, os miomas também sob controle, sem sangramento, e estou certa de que me tornei uma mulher saudável e uma médica que pratica uma medicina de excelência.

Há perdas que não se recuperam. Não tive filhos humanos, mas tenho dois filhotes Shih Tzu de quatro patas que amo, o Kim e a Cissa. Casei-me de novo, com um homem parceiro que me apoia em todos os meus projetos – meu sócio no Instituto Reino da Saúde, um espaço dedicado à mulher madura, que conta com um time de profissionais que eu chamo de "menopausologistas" preparados dentro da minha metodologia, que se chama Menopausa sem medo, criada para restaurar, preservar e otimizar a saúde da mulher que está na fase da menopausa e do climatério.

Por tudo isso escrevi este livro, para que ele seja o seu guia para você aprender a viver com excelência na sua segunda metade da vida.

PREFÁCIO

Acredito que o mundo seja composto por alguns "anjos" especiais, iluminados e designados para um propósito especial na Terra. Tais pessoas, com experiências específicas, trilharam um caminho para chegar no estágio de evolução ganhando *know how* e *expertise* o suficiente para fazer grandes descobertas e criar métodos, assim, ajudando outras pessoas nessa mesma jornada da evolução humana, além de serem um canal condutor transformacional da saúde física, mental, emocional e espiritual.

Uma dessas pessoas é a Dra. Vanderléa Coelho. Se você ainda não a conhece, a partir de agora se apaixonará por essa Rainha Imperatriz, que tem sido a porta-voz dentro da medicina para a cura dos sintomas da menopausa na vida das mulheres, as quais estão enfrentando esse desafio que não tinha, até então, respostas solucionáveis.

Por muitos anos e por muitos médicos, até hoje se diz que não seria possível deixar de sentir os impactos e os sintomas da menopausa. Um dia, Deus nos enviou esse anjo de luz, que disse: é possível! Levantando a bandeira da saúde da mulher, gerando a oportunidade da escolha individual para cada uma, em fazer da própria vida uma referência de libertação desse mal e reconquistando a sua vida.

O que você encontrará neste livro é de tamanha preciosidade que vai mudar completamente a sua história, não importando quantos anos a mais de vida você terá, e sim como os viverá. Tamanha é a força do conhecimento que vai receber.

Considero este um conteúdo inédito para mulheres acima dos 40 anos que estão passando pelo processo da menopausa, perdendo a sua forma corporal, engordando, sentindo o chamado calorão, insônia, falta de libido, depressão, sem força e energia, queda de cabelo, pele ressecada e outros transtornos na vida sexual, amorosa, social e profissional. São muitas as consequências que a menopausa não tratada gera na vida de uma mulher, que acredita que os sintomas do climatério e da menopausa sejam normais e que deve se acostumar a eles para sempre, sem fé e esperança de que um dia tudo irá mudar.

Fomos acostumadas a ver e a ouvir as mulheres de gerações anteriores vivendo o ciclo da ruína, trazido pela Dra. Vanderléa Coelho com tanta precisão. Vimos essas mulheres envelhecerem a ponto de se tornarem "crianças" novamente – mulheres fortes, independentes, admiradas e elogiadas se tornarem frágeis, dependentes e dignas de compaixão.

A depreciação natural do nosso corpo com o passar dos tempos, juntamente com a falta de hormônio, nos impede de obter vitalidade com longevidade, mas isso não é verdade absoluta; existe, sim, uma forma específica capaz de fazer com que todas nós, mulheres, possamos "descer a ladeira de salto alto", como a Dra. Vanderléa Coelho nos apresenta neste livro.

Envelhecer todas nós vamos. Porém, como vamos envelhecer e como queremos nos ver daqui a alguns anos? Isso depende somente de mim e de você. Não basta brigar com a vida, encontrar culpados, colocar desculpas ou se acomodar e achar que é assim mesmo. A escolha é sua, é minha, é nossa, de não aceitar e procurar incansavelmente uma forma de alcançarmos a nossa melhor versão ao longo de cada década.

Acabaram-se as desculpas, pois a partir de agora você encontrará o princípio fundamental para promover uma mudança completa em sua vida.

Neste livro, você entenderá o que está acontecendo consigo mesma e o que poderá acontecer de forma positiva ou negativa, dependendo das suas escolhas – mais do que isso, o melhor de tudo, encontrará o que precisa para reverter essa situação desagradável.

Prove para si mesma e para as futuras gerações femininas que é possível viver todas as fases da vida, inclusive a fase da menopausa, como uma mulher linda e rejuvenescida por dentro e por fora, vivendo o melhor que a vida pode oferecer.

Esta será uma leitura extremamente prazerosa, com uma linguagem facilmente compreendida, escrita por uma doutora técnica e especialista que entende muito mais do que só menopausa: entende de vida e de mulher.

Considero este um livro revelador.

Boa leitura!

Michele Lopes
PHD EM *PHILOSOPHY IN COACHING*

1

TOME CONSCIÊNCIA DISTO PARA VIVER SEM SOFRER NA MENOPAUSA

Para começarmos nossa jornada rumo à desmistificação da menopausa e à **total libertação** dos estigmas e sintomas que podem envolver essa etapa da vida da mulher, quero convidar **você a esquecer tudo o que já viu ou ouviu sobre o assunto** até agora.

Isso mesmo! Vamos reunir suas preconcepções sobre o tema e jogá-las para bem longe. Deixe sua mente completamente livre para que ela possa receber e absorver os ensinamentos que quero compartilhar com você em cada página deste nosso livro. **Venha comigo! Juntas, podemos viver sem sofrer na menopausa!**

Isso mesmo! "Juntas"! Pois essa é uma fase esperada na vida de todas nós, mulheres: 100% das mulheres entrarão na menopausa.

O que isso quer dizer? Que no universo da menopausa **eu e você não estamos sozinhas**.

Definitivamente, não! Muito pelo contrário. Por se tratar de um "fenômeno", esse fator está relacionado à idade, ao envelhecimento populacional: estima-se pela Organização Mundial da Saúde (OMS) que até 2030 cerca de 1,2 bilhão de mulheres estarão na menopausa.

O que difere é como será esse processo para cada uma de nós, pois, além da individualidade de cada organismo, a questão é sobre como nos preparamos para esse momento e como o enfrentamos quando a hora chega.

Se você sofre pela menopausa ou viu sua mãe ou mulheres sofrerem por ela, por não saberem o que fazer, acreditava que estava fadada a sofrer da mesma forma por toda a sua vida, com os impactos da menopausa, esqueça isso! Nesse sentido é que se torna muito importante o conhecimento sobre o tema.

O saber é PODER! Toda mulher, uma vez consciente do seu corpo e das mudanças que vêm, pode-se cuidar para viver com qualidade de vida e feliz!

Por isso digo com convicção. É possível, sim, passar pelo climatério e pela menopausa e viver sem deixar de ser você, sem amarras que a prenderão ao ciclo da ruína, muito menos viver na menopausa perpétua! Esses conceitos você vai aprender no próximo capítulo.

Aliás, estima-se que 85% das mulheres no climatério tenham experimentado pelo menos um sintoma como o calorão e outras 50% no mínimo tenham o quadro de atrofia urogenital, que é progressivo se não tratado. Você não precisa estar nesse grupo, muito menos permanecer nele.

Observo, ainda, que muitas mulheres acreditam que sofrer na menopausa seja um processo natural. **Não é!** Toda mulher tem de saber, ter o conhecimento para escolher e cuidar de sua saúde!

O maior de todos os equívocos

é a interpretação de que a menopausa, por ser um processo fisiológico que faz parte do ciclo de vida da mulher, deve ser aceito com naturalidade. Isso é um absurdo, pois o natural seria não ter sintomas e, se há sintomas, significa que aquele órgão está pedindo por socorro. Isso é tão verdadeiro que, de acordo com a OMS, todo sintoma tem de ser tratado, pois reflete uma disfunção.

Então, se a menopausa traz sintomas, tem disfunção e, se tem disfunção, é preciso tratar.

A **DESINFORMAÇÃO ou a MÁ INFORMAÇÃO** para a fase da menopausa e climatério adoecem e normatizam determinadas condições que não podem ser mais aceitas!

Estou tão certa dessa verdade absoluta que meu trabalho nos últimos anos tem sido orientar mulheres para que invistam em todos os pilares da saúde, os quais você vai aprender neste livro, para que possa tratá-los e viver sem menopausa, com qualidade de vida.

A história da menopausa:
A GÊNESE DE TUDO, INCLUINDO O MEDO DOS HORMÔNIOS

Antes de prosseguir, quero contar a você um pouco sobre a história do climatério e da menopausa. Vamos começar?

A pausa hormonal feminina consiste, na verdade, em um cenário completamente novo. Isso porque, até meados dos séculos XVIII e XIX, esse assunto era desconhecido.

O sangramento menstrual era interpretado como uma forma de eliminação de impurezas, tanto que, sobre as mulheres que chegavam a atingir essa fase e que apresentavam sintomas, acreditava-se que isso se devia ao acúmulo de impurezas expulsas na forma de menstruação e que deixavam de ser eliminadas.

Como a maioria das mulheres não atingia a idade da menopausa, poucas viviam tempo suficiente para experimentar essa fase, por isso o tema não era explorado.

Para você ter uma ideia do quanto isso já foi bizarro, as mulheres que chegavam à menopausa e sofriam naquela época eram submetidas a tratamentos surreais e extremamente dolorosos, já que o "sangue retido" seria o causador desses males.

Os médicos procuravam meios de sangrar, a fim de libertar essas mulheres das supostas impurezas retidas. Logo, eram submetidas a tratamentos inimagináveis, como cortes nas veias da vulva e até mesmo o uso de sanguessugas na região vulvar, com o objetivo de fazer com que o sangue pudesse sair.

Uma loucura, não acha? Além disso, o funcionamento hormonal também era desconhecido nesse período. Foi apenas em 1923 que o estrogênio foi descoberto na urina de mulheres grávidas. A partir desse momento, a pausa do sangramento começou a ser relacionada com o declínio hormonal.

No ano de 1942, o estrogênio foi liberado pelo FDA (Food and Drug Administration) para o tratamento dos sintomas vasomotores (os calorões).

Posteriormente, no ano de 1966, houve a explosão do consumo dos hormônios estrogênios pelas mulheres, quando foi publicado o livro chamado *Femininas para sempre*, escrito pelo ginecologista norte-americano Dr. Robert A. Wilson.

Com o tempo, os estudos mostraram que o uso isolado do estrogênio aumentava o risco do câncer de endométrio, pois até então não se sabia que havia um segundo hormônio necessário para estabilizar o estímulo do estrogênio. Então, a progesterona entrou no cenário da reposição hormonal feminina com o objetivo de equilibrar os efeitos do estrogênio sobre o endométrio.

O marco que freou o uso da terapia hormonal foi a publicação de um grande estudo norte-americano do WHI (Women's Health Initiative). Esse estudo mostrou que o uso da terapia de reposição hormonal aumentou o risco de câncer de mama e doenças cardiovasculares. Em contrapartida, houve uma importante redução do risco do câncer de intestino, como também houve diminuição da osteoporose. Infelizmente, a maior divulgação girou em torno dos resultados negativos.

A publicação desse estudo, apoiado pela NAMS (North American Menopause Society), teve um grande impacto na comunidade médica mundial. Consequentemente, o medo da terapia de reposição hormonal feminina foi implantado.

Tanto profissionais médicos como as mulheres passaram a ter medo de implementar a terapia de reposição hormonal, principalmente devido ao câncer de mama.

Após esse ocorrido, em 2013, a IMS (International Menopause Society) se posicionou contra a interpretação dos resultados do estudo do WHI. Esse estudo gerou muitas polêmicas, entre elas o fato de não respeitarem a "janela de oportunidade", que é a data estabelecida entre a data da última menstruação e o começo da terapia de reposição hormonal – no máximo 10 anos, ou seja, a média de idade das mulheres do estudo foi de 63 anos.

Além disso, todas usaram o mesmo hormônio, na mesma dose, onde a molécula não é isomolecular ou bioidêntica, que é a que o corpo da mulher produz. Os hormônios usados não tinham a mesma estrutura bioquímica que o nosso corpo recebeu a vida toda.

Ainda em 2013, começou uma saga com a intenção de demonstrar os erros dos resultados do estudo do WHI. Até hoje muitas mulheres vêm sendo prejudicadas, sofrendo com os sintomas da menopausa. As sociedades especialistas no tema chegaram a um consenso global sobre o tratamento do climatério e da menopausa, até a NAMS mudar a sua postura a respeito.

Em pleno século XXI, inúmeros médicos e mulheres ainda têm receio de optar pela terapia de reposição hormonal, mesmo para a menopausa sintomática. Essa é uma questão na qual vamos imergir em profundidade neste livro, alguns capítulos à frente.

Trago mais uma argumentação referente ao estudo WHI, que considero muito relevante e sobre a qual não se falou: como era o estilo de vida das mulheres desse estudo? Será que estavam acima do peso? Comiam mal? Fumavam? Bebiam álcool? Eram sedentárias? Eram estressadas? Falando em câncer, que é o maior medo de todas as mulheres, sabemos que 90% a 95% das vezes ocorre pelo estilo de vida.

Agora que você já compreendeu todo o contexto histórico, vamos prosseguir com os conceitos.

O QUE É *menopausa?*

O primeiro ponto é compreender o que é menopausa. Será que você sabe mesmo? É consenso que a menopausa é definida como o momento em que os períodos menstruais cessam completamente por 12 meses consecutivos, sem uso de qualquer remédio anticoncepcional.

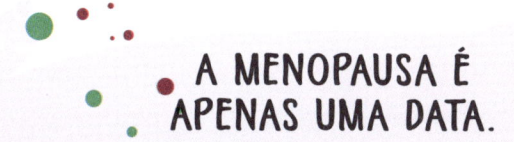

> **A MENOPAUSA É APENAS UMA DATA.**
> Assim como a menarca é a data da primeira menstruação da menina adolescente, a menopausa é a data da última menstruação da mulher madura.

Tipos de menopausa

Existem quatro tipos de menopausa:

- **Menopausa cirúrgica:** ocorre quando, por algum motivo, os ovários precisam ser retirados. Portanto, esse tipo pode ocorrer em qualquer idade.

- **Menopausa induzida:** quando a mulher é submetida à radioterapia na região da pelve ou quimioterapia. Sendo assim, esses procedimentos induzem a menopausa.

- **Menopausa precoce:** quando ocorre com menos de 40 anos. Logo, alguns fatores, como genética, doenças autoimunes e até o fumo, podem antecipar essa fase.

- **Menopausa fisiológica:** faz parte do ciclo de vida da mulher, ou seja, ocorre para quase todas. Acontece, em média, dos 45 aos 55 anos e, mais frequentemente, entre 50 e 51 anos. Portanto, após 56 anos já consideramos uma menopausa tardia.

Nascemos, eu, você e 100% das mulheres, com o que chamo de "conta hormonal finita". O que isso quer dizer? Temos um número determinado de células dentro dos ovários que podem ser ativadas. Depois que ocorre a primeira menstruação, a menarca, todos os meses nossos ovários são ativados para formar um óvulo. Logo, caso não haja fecundação, ocorre a menstruação. E todos os meses vamos "gastando" essa conta, até a menopausa chegar.

Portanto, ao longo da vida essas células ovarianas capazes de se tornar óvulos vão se esgotando. Por isso chega um momento em que a mulher madura perde sua função reprodutiva e não é mais capaz de engravidar. Até aqui, tudo certo. O problema é que os ovários são importantes tanto para a função reprodutiva quanto para a fase que eu chamo de "produtiva ou não reprodutiva". Essa fase compreende toda a nossa vida não relacionada à reprodução, quando precisamos dos hormônios para atuar em vários órgãos e sistemas.

O que podemos entender com isso? O climatério reflete que os ovários começam a falhar e, com isso, os hormônios também falham, e a menopausa marca que tudo está mais crítico, pois as células foram sendo consumidas e os ovários se aposentaram.

Como ocorre a menopausa?
A NATUREZA DESATIVA A MULHER

Por volta dos 35 anos, a natureza dá indícios de que os ovários podem começar a falhar, com isso a fase reprodutiva tende a declinar e os óvulos vão ficando "velhos". Logo, a tendência é que, com o avançar da idade, reduzam as chances de engravidar, com maior tendência a abortamentos e mais riscos para a malformação fetal.

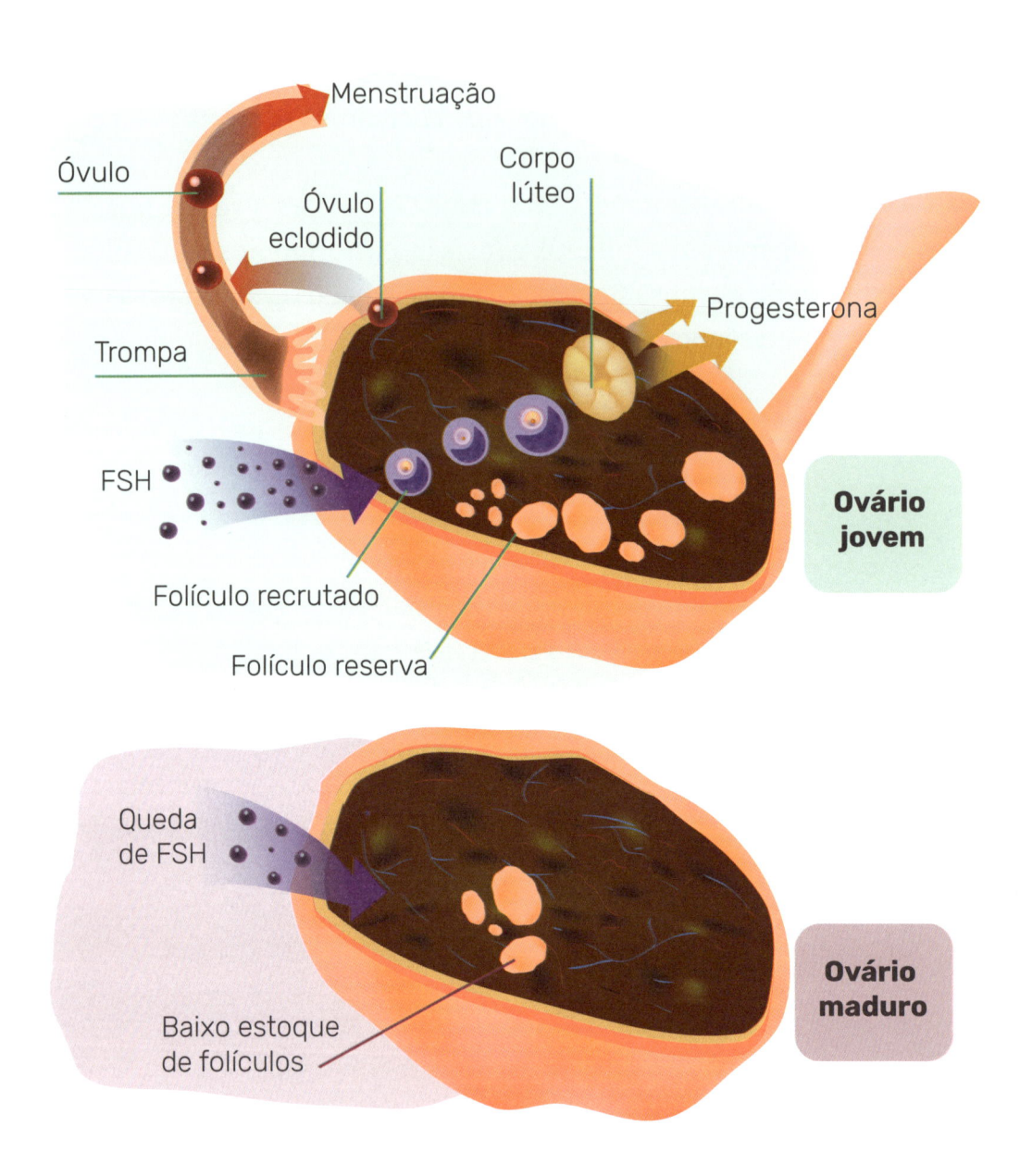

Menstruação

Óvulo

Óvulo eclodido

Corpo lúteo

Progesterona

Trompa

FSH

Folículo recrutado

Folículo reserva

Ovário jovem

Queda de FSH

Baixo estoque de folículos

Ovário maduro

Se a mulher não usar medicação anticoncepcional, pode passar a ter ciclos menstruais irregulares a partir dos 35 anos. Sendo assim, vale lembrar que a menopausa dá seus primeiros indícios cerca de 5 a 7 anos antes do término definitivo da menstruação – é o climatério se anunciando, mesmo que ainda haja menstruação.

O que acontece antes de a menopausa chegar: primeiro vem a produção irregular do hormônio progesterona, por isso a mulher menstrua de forma desordenada. Depois ele deixa de ser produzido, pois não há mais ovulação; na sequência, reduz-se o hormônio estrogênio, e ao fim de sua produção a menopausa se apresenta. O terceiro hormônio a cair oficialmente é a testosterona, que se mantém para algumas mulheres, enquanto para outras cai antes mesmo de o estrogênio reduzir.

A menopausa marca que os ovários se aposentaram para a função reprodutiva, os quais vêm pré-programados para parar de funcionar. Até aqui estaria tudo bem, pois as mulheres que desejam ter filhos se preparam para tê-los na idade propícia.

O problema da menopausa é que a falta desses hormônios afeta também a parte que eu chamo de produtiva ou não reprodutiva, trazendo uma série de sintomas e transtornos, afetando demasiadamente a qualidade de vida das mulheres que sofrem com os efeitos devastadores da menopausa.

Menopausa
PRECOCE

A menopausa precoce ocorre nas mulheres com menos de 40 anos. Mas, afinal, quais são as causas dessa menopausa prematura? Cerca de 80% a 90% dos casos são idiopáticos, ou seja, a causa é desconhecida. Em 5% das vezes há história familiar positiva.

Nas pacientes com menopausa precoce, esse esgotamento de óvulos ocorre precocemente. As causas podem ser diminuição do número de folículos nos ovários, em geral de causa desconhecida, ou aumento da morte desses folículos por alterações nos genes ou destruição pelo acúmulo de substâncias tóxicas, doenças autoimunes e infecções.

É bom saber também que a menopausa precoce pode acontecer por algum tipo de tratamento, como quimioterapia, radioterapia ou hormonoterapia, indicadas para tratar certas doenças, ou pode decorrer de cirurgias como retirada dos ovários em idade jovem.

Resumindo, a menopausa precoce está relacionada ao mau funcionamento, impedindo que os ovários exerçam suas funções reprodutivas, assim como as não reprodutivas ou produtivas, com prejuízos bem maiores para a saúde de quem é afetada mais precocemente. Agora, a grande maioria das mulheres passará pela menopausa a partir dos seus 40, 45 anos. É o que veremos agora!

Não sei se você sabe, mas, no Brasil, a expectativa de vida em 1920 era menor que 34,5 anos. Com isso, a maioria das mulheres nem sequer tinha a possibilidade de vivenciar a menopausa.

O que isso significa? Que a menopausa tem praticamente pouco tempo de "existência", pois a mulher não atingia a idade. Por isso, temos ainda muito a aprender, pois a cada dia surgem novas queixas relacionadas à longevidade geral, sem a longevidade dos ovários.

O lado bom é que passamos a ser mais longevas, pois agora a nossa expectativa de vida é de 79,9 anos, e o lado ruim é que teremos de 30 a 50 anos a serem vividos sem o nosso fornecedor de hormônios, os quais são os nossos ativadores celulares – o que significa ter um longo percurso para viver na pós-menopausa.

O que é o CLIMATÉRIO?

O climatério é considerado pela medicina uma fase que engloba a pré-menopausa, a menopausa e a pós-menopausa, quando as mudanças hormonais começam a acontecer, refletindo-se em diversas alterações clínicas, nem sempre atribuídas a esse período de vida. Ele se apresenta de 5 a 7 anos antes da menopausa e, de acordo com a literatura médica, dura de 10 a 15 anos.

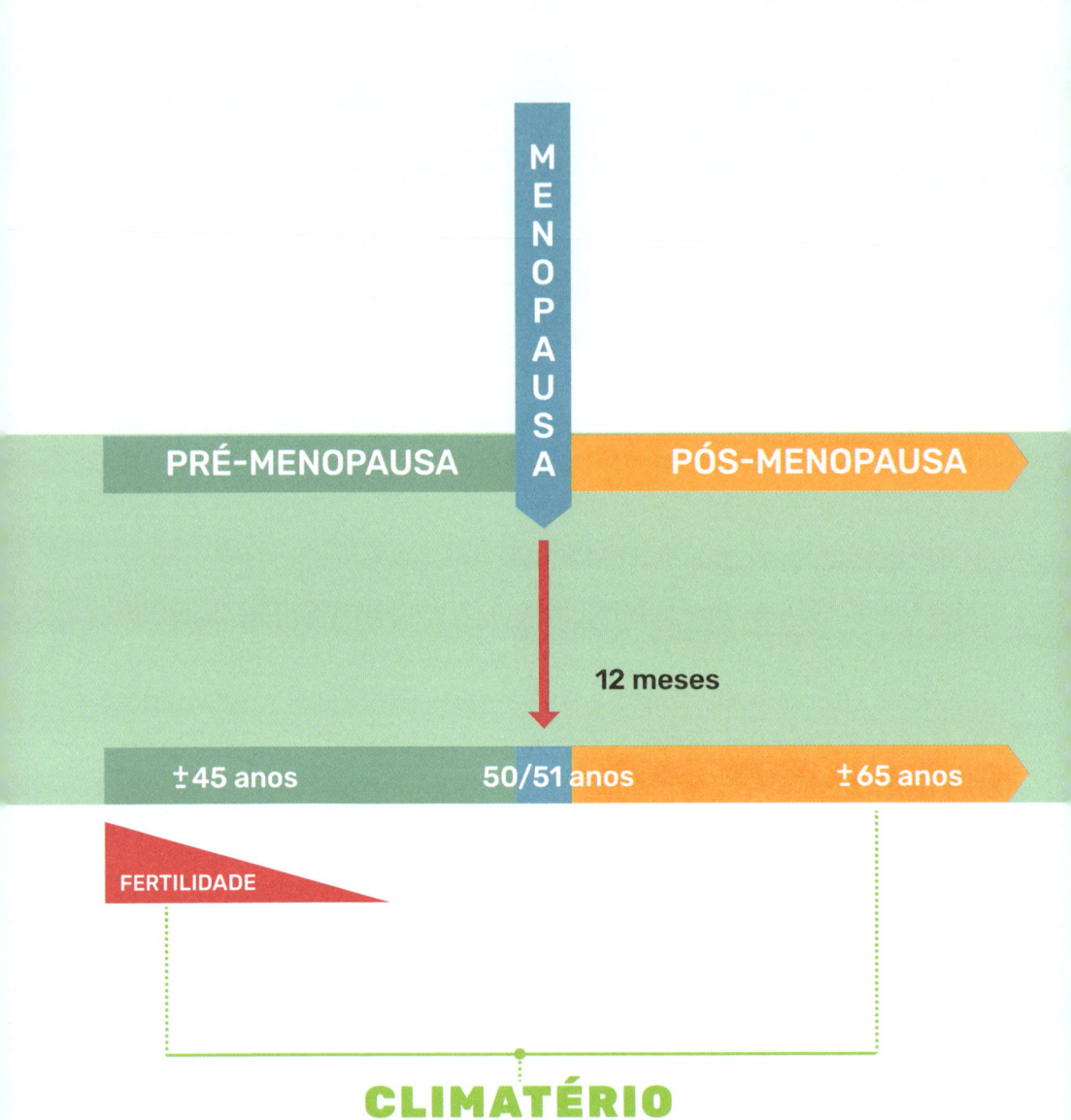

| PRÉ-MENOPAUSA | MENOPAUSA | PÓS-MENOPAUSA |

12 meses

| ±45 anos | 50/51 anos | ±65 anos |

FERTILIDADE

CLIMATÉRIO

Digo a você:

O CLIMATÉRIO SE APRESENTA 5 A 7 ANOS ANTES DA MENOPAUSA E SE VOCÊ NÃO ESTIVER PREPARADA SERÁ PEGA DE "CALÇAS CURTAS".

Sem dúvida, é um período de transição da fase reprodutiva para a não reprodutiva, ou seja, de um período de produção hormonal para um período em que os hormônios começam a declinar, até a falência ovariana total.

Para você entender melhor, imagine que nós, mulheres, temos uma conta corrente de 300 a 500 mil moedas, que são as células dos nossos ovários. Ao entrarmos na menarca, que é a primeira menstruação, começamos a gastar as moedas todos os meses. A partir dos 40 anos, nossa conta corrente já está no amarelo, temos poucas moedas, e nessa fase já estamos entrando no climatério, quando passamos a ter sintomas pelo fato de não termos uma produção hormonal plena. Com o passar dos anos, a nossa conta corrente fica no vermelho – é a menopausa se apresentando.

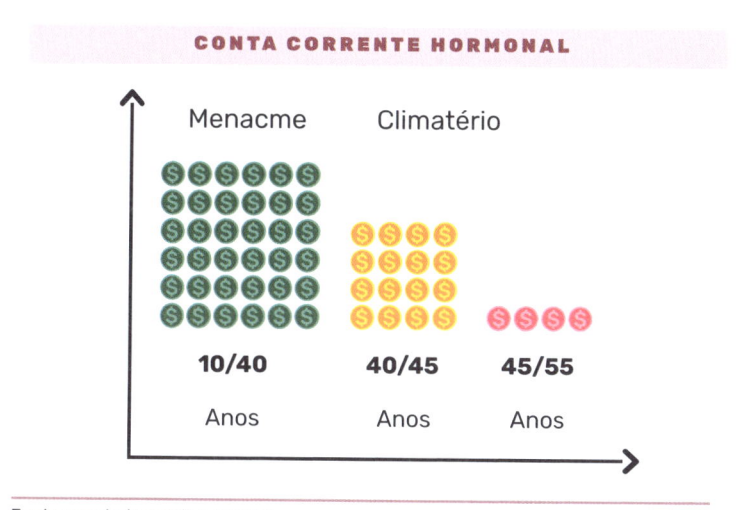

CONTA CORRENTE HORMONAL

Menacme	Climatério	
10/40 Anos	40/45 Anos	45/55 Anos

Fonte: vanderleacoelho.com.br

Todas as mulheres passarão pelo climatério? Sim! O que as diferencia são o número de sintomas, a intensidade e a frequência deles, além da adaptação de cada mulher na dependência de como é o estilo de vida dela ao entrar nessa fase.

O que a menopausa indica
E POR QUE APARECEM OS SINTOMAS?

A menopausa é mais conhecida como a parada da menstruação: a mulher não engravida mais e pode ter "calorões" – para a grande maioria.

O que menos se comenta é que esse é um marco em que os ovários não funcionam mais. Menos conhecido ainda é o impacto que a menopausa gera, afetando a vida da mulher, pois o estrogênio, principal hormônio feminino, deixa de ser produzido em doses suficientes para manter as funções celulares.

É exatamente aí que está o problema, pois ele acaba para a vida reprodutiva e para a vida não reprodutiva ou produtiva da mulher. **Esse hormônio é essencial para o controle de inúmeras funções celulares, sendo um ativador celular!** Portanto, o corpo da mulher sofre as consequências decorrentes da falta do estrogênio.

Veja os sintomas mais frequentes

QUANDO FALTAM OS HORMÔNIOS, VÁRIOS ÓRGÃOS SÃO AFETADOS, CRIANDO UMA GRANDE CONFUSÃO:

- Aumento de peso;
- Aparecimento da barriga da menopausa, que eu chamo de "alien";
- Mudança da forma corporal, de pera para maçã;
- Calorão;
- Insônia;
- Fadiga crônica;
- Dores musculares;
- Dores articulares;
- Dores de cabeça;
- Diminuição da libido, do orgasmo e da excitação;
- Dor na relação sexual;
- Secura vaginal;
- Perda da elasticidade da vagina, que fica fina e lisa;
- Perda de colágeno e pele mais fina, flácida e ressecada;
- Os cabelos caem, não crescem, ficam ralos e finos;
- Palpitação e taquicardia;
- Aumento do colesterol;
- Aumento da pressão arterial;
- Aumento de risco para síndrome metabólica;
- Aumento do risco para infartos e derrames;
- Maior risco para osteoporose e fraturas;
- Perda de massa e força muscular;
- Flacidez corporal;
- Irritabilidade;
- Ansiedade;
- Depressão;
- Memória ruim e menos foco e concentração;
- Mais risco para demência, quanto maior o calorão;
- Maior resistência à insulina, com mais risco para diabetes;
- Cistites de repetição;
- Incontinência urinária;
- Olho seco;
- Boca seca;
- Zumbidos;
- Tonturas.

A menopausa passa ou não? O que será que ocorre depois de 10 a 15 anos, quando, teoricamente, acaba o climatério? Como eu já disse, na literatura médica, o climatério dura entre 10 e 15 anos; porém, na prática, isso não ocorre. Ou seja: se você não tratar, a menopausa se perpetuará por toda a sua vida, e você se adapta a uma vida ruim.

Me veio à mente uma das minhas pacientes, que há 3 anos vivia sob a tortura do calorão de dia e de noite, dormindo mal, acordando irritada, cansada, arrastando-se no seu dia, passando a ficar compulsiva, engordando e tudo mais, decorrente do pensamento: espera que passa, é assim mesmo, faz parte da idade... e ela esperou. Fico pensando nela e em você que pode estar esperando o calorão e outros sintomas da menopausa passarem sofrendo por dias incontáveis, perdendo qualidade de vida e saúde.

> "A menopausa sintomática, sozinha, não passa; isso é um mito."

E por que a menopausa NÃO PASSA?

Porque não é possível reverter a falência ovariana. Por isso, se você não fizer nada, os sintomas vão se estender por toda a sua vida, e você vai conviver com eles, refém de remédios.

Pense numa pessoa que levava uma vida bem confortável, com uma boa casa, um bom carro, viajava, usava roupas boas, tinha um bom salário e, aos 50 anos, perdeu tudo e, 15 anos depois, não voltou a ter o conforto que tinha. Toda essa vida difícil passou? Claro que não, ela se acostumou a uma vida ruim. Com a menopausa sintomática, acontece a mesma coisa.

Você deve ter ficado impressionada com a quantidade de sintomas que listei, esses são os mais frequentes, pois existem outros: reuni 76 sintomas, disponíveis em um artigo no meu *blog* Dra. Vanderléa Coelho.

Quanto mais informações tiver, mais fácil será reconhecer o que está acontecendo com você. E o propósito deste livro é ajudá-la a evitar o sofrimento, a superar tudo isso e se prevenir de doenças!

De tudo isso que você leu até aqui, quero dizer que é preciso entender que toda mulher passou, passa ou passará por esse declínio hormonal, que impacta na saúde, mas que pode e deve ser tratado, a fim de viver seus próximos 30 a 40 anos com qualidade de vida.

Além disso, é importante saber que as alterações decorrentes dessa fase, que modificam todo o funcionamento do seu organismo, trazem sofrimento e infelicidade não só para a própria mulher, como também para as pessoas ao seu redor.

Logo, cabe a você e a cada mulher despertar a consciência sobre o funcionamento do próprio corpo, entender como ele é e pode ser afetado e, a partir daí, tomar boas decisões, capazes de manter a sua saúde e o seu bem-estar.

Muitas mudanças podem e devem ser feitas, desde a adoção de um estilo de vida saudável, que eu chamo de cuidar da "base do bolo", o que depende de cada mulher, escolhendo o "combustível" certo para nutrir suas células para essa fase, gerenciando o estresse, promovendo a higiene do sono, exercitando-se e, quando seu corpo estiver bem, deixá-lo preparado para receber a terapia de reposição hormonal, um dos pilares complementares, o qual eu chamo de "cereja do bolo", a ser feita sob acompanhamento de um médico preparado.

A "cereja do bolo" complementa o tratamento da menopausa, para que a mulher tenha saúde em sua plenitude. Por isso eu conto com um time de profissionais no Instituto Reino da Saúde, um local com *experts* preparados para tratar a mulher que está na fase da menopausa e do climatério, pois o declínio hormonal não tratado traz sérias consequências.

Sendo assim, cada mudança em direção a bons hábitos faz toda a diferença, para que vivamos sem sofrer o impacto da menopausa. Por uma vida "sem menopausa" para todas as mulheres.

REFERÊNCIAS

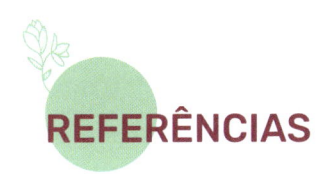

1. American Cancer Society. Breast Cancer Risk Factors You Cannot Change. [acesso em março de 2021]. Disponível em: https://www.cancer.org/cancer/breast-cancer/risk-and-prevention/breast-cancer-risk-factors-you-cannot-change.html

2. Bahri N, Saljooghi S, Noghabi AD, Moshki M. Eficácia do método teach-back na melhoria das atividades de autocuidado em mulheres na pós-menopausa. Menopause Review. 2018;17(1):5-10.

3. Camargos MCS, Gonzaga MR. Viver mais e melhor? Estimativas de expectativa de vida saudável para a população brasileira. Cad. Saúde Pública. 2015;31(7):1460-72.

4. de Villiers TJ, Gass MLS, Haines CJ, Hall JE, Lobo RA, Pierroz DD, et al. Global consensus statement on menopausal hormone therapy. Climacteric. 2013;16(2):203-4.

5. Design of the Women's Health Initiative clinical trial and observational study. The Women's Health Initiative Study Group. Control Clin Trials. 1998;19(1):61-109.

6. El Khoudary SR, Greendale G, Crawford SL, Avis NE, Brooks MM, Thurston R et al. The menopause transition and women's health at midlife: a progress report from the Study of Women's Health Across the Nation (SWAN). Menopause. 2019;26(10):1213-27.

7. Harvard Health Publishing. Harvard Medical School. Don't Ignore Vaginal Dryness and Pain. [acesso em março de 2021]. Disponível em: https://www.health.harvard.edu/womens-health/dont-ignore-vaginal-dryness-and-pain

8. Harvard Health Publishing. Harvard Medical School. Heart Flashes and heart health. [acesso em março de 2021]. Disponível em: https://www.health.harvard.edu/womens-health/hot-flashes-and-heart-health

9. Kohn GE, Rodriguez KM, Hotaling J, Pastuszak AW. The History of Estrogen Therapy. Sex Med Rev. 2019;7(3):416-21.

10. Robinson J. Osteoporosis and menopause. WebMD, 17 de setembro de 2019. [acesso em março de 2021]. Disponível em: https://www.webmd.com/menopause/guide/osteoporosis-menopause#4

11. Santoro N, Epperson CN, Mathews SB. Menopausal Symptoms and Their Management. Endocrinol Metab Clin North Am. 2015;44(3):497-515.

12. Stefanick ML. Estrogens and progestins: background and history, trends in use, and guidelines and regimens approved by the US Food and Drug Administration. Am J Med. 2005;118 Suppl 12B:64-73.

13. United Nations. Department for Economic and Social Information and Policy Analysis, Population Division. World population prospects: the 1994 revision. Nova Iorque: United Nations; 1995.

14. Vilodre LC, Moretto M, Kohek MBF, Spritzer PM. Falência ovariana prematura: aspectos atuais. Arq Bras Endocrinol Metab. 2007;51(6):920-9.

15. Wilson RA. Feminine forever. M. Evans and Company; 1966.

2

LIVRE-SE DO CICLO DA RUÍNA E DA MENOPAUSA PERPÉTUA

Agora eu preciso que você leia com muita atenção o que eu vou explicar, pois são conceitos que podem refletir exatamente como a sua vida está ou como ela pode ficar nessa fase de menopausa e climatério, caso não se prepare e entenda as mudanças que podem afetar a sua saúde e a sua vida como um todo.

Primeiramente, quero relembrar que a menopausa acontece para 100% das mulheres, sendo marcada pelo fim da menstruação, que, por sua vez, indica que os ovários se aposentaram. Encerra-se a vida fértil, e a mulher naturalmente não pode mais gerar filhos. Até aqui tudo bem, pois a maioria das mulheres já é preparada para engravidar antes que essa fase se apresente.

O que acontece é que, como a menopausa é uma fase para todas nós, pois faz parte do ciclo da mulher, negligencia-se que o declínio hormonal traz consigo inúmeros sintomas que afetam em demasia a saúde e a qualidade de vida de inúmeras mulheres, em maior ou menor intensidade, levando-as à peregrinação por vários especialistas. Isso porque elas não sabem o que está acontecendo, não estão preparadas para gerenciar essa fase e, ainda, não encontram profissionais preparados para ajudá-las sem se tornarem reféns de remédios.

O gráfico a seguir, criado por mim, mostra a evolução hormonal da mulher, desde criança, quando a produção hormonal das meninas é similar à dos meninos e quando vem a menarca, que é a primeira menstruação, quando os ovários são ativados. Até os próximos 30 a 40 anos, todas as mulheres, que não usam anticoncepcionais hormonais, passam a viver em uma verdadeira oscilação ou gangorra hormonal.

Todos os meses produzimos menos hormônios para a fase não reprodutiva e muitos para a fase reprodutiva, com a finalidade de preparar o útero para receber o produto da concepção e os ovários para a ovulação. Quando isso não acontece, vem a menstruação e um novo ciclo menstrual se anuncia: tudo tende a se repetir mensalmente para que a espécie humana se perpetue.

Mas, como nascemos com a nossa conta corrente hormonal finita, com um número limitado de células foliculares nos ovários, consumimos mensalmente essas células. Logo, em torno dos 40 anos ou mais, o climatério já se anuncia, refletindo que os ovários já não se encontram tão bem em nível de funcionamento, e os sintomas passam a acontecer, caso a mulher não use hormônios que impeçam esse funcionamento.

Isso demonstra que nossos hormônios começam a sofrer uma liberação reduzida, isto é, a nossa conta hormonal vai ficando no amarelo, e com o tempo a tendência é piorar, ficando no vermelho, uma vez que os níveis hormonais vão reduzindo progressivamente e mais sintomas vão surgindo.

O CICLO DA RUÍNA DA MENOPAUSA

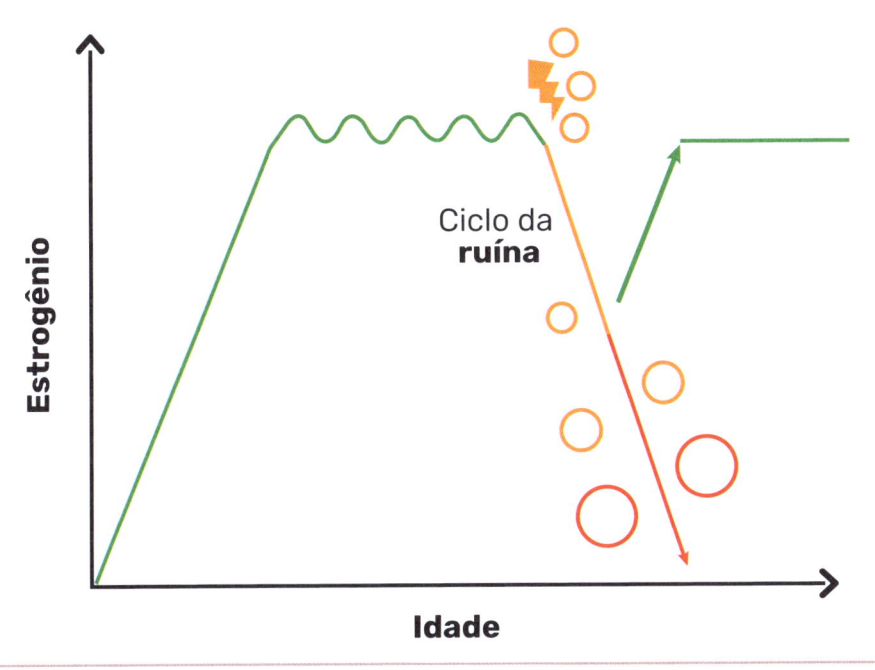

[Gráfico: Estrogênio × Idade, mostrando "Ciclo da ruína"]

Fonte: vanderleacoelho.com.br

Esses sintomas criam um ciclo de decadência na vida da mulher que eu chamo de "ciclo da ruína", iniciado quando cada sintoma gera outros transtornos, ou seja, os "efeitos degenerativos" dos sintomas da menopausa, ocasionando uma "bola de neve". Se esse processo não for interrompido, a mulher que passa por tudo isso vai para o fundo do poço, o que eu chamo de menopausa perpétua.

Isso acontece porque a mulher entra em um turbilhão de sintomas somados e que tendem a piorar cada vez mais – com isso, fica mais difícil sair ou reverter esse processo. Frequentemente a mulher sofre por acreditar que isso é normal... mas não! Por isso ela não consegue se libertar de tanto sofrimento.

Para entender melhor como funciona o ciclo da ruína e até mesmo verificar se ele está presente em sua vida, citarei alguns exemplos:

CICLO DA RUÍNA DO CALORÃO DE NOITE:

vem o calorão de noite, que não a deixa dormir, que a acorda, que a faz passar a noite toda num "descobre porque está quente, cobre porque está frio". Sente taquicardia, palpitações, fica assustada, pensa que vai infartar; transpira e molha todo o pijama, tendo muitas vezes de se levantar para se trocar; a noite vira um pesadelo, pois você não dorme, e no outro dia está extremamente cansada, altamente irritada, mal-humorada… e ninguém aguenta mais você.

CICLO DA RUÍNA DO CALORÃO DE DIA:

vem o calorão quando você está se maquiando ou passando um creme ou protetor solar no rosto. Fica toda melecada e, com o tempo, desiste de usar produtos na pele. Vem o calorão na hora de uma reunião no trabalho e você é a única a ficar suada, a transpirar e a reclamar do ar-condicionado, que não está funcionando, fazendo todos a olharem de forma diferente, pois somente você está apresentando esse mal-estar, o que é superconstrangedor.

CICLO DA RUÍNA DA INSÔNIA:

você demora para dormir, acorda antes do que gostaria ou tem o sono fragmentado, que é acordar várias vezes, antecipando um dia péssimo, sem energia para exercícios, tendo de comer mais carboidratos para aguentar o dia, passando a ter compulsão por doces e engordando cada vez mais.

CICLO DA RUÍNA DA SECURA VAGINAL:

você não tem a mesma lubrificação de antes, a vagina está cada dia mais seca, o que causa desconforto ou dor na relação sexual, podendo ainda sofrer cistite pós-coito, causando trauma e uma vida sexual péssima, com menos libido e levando o maridão a reclamar.

CICLO DA RUÍNA DA GORDURA ABDOMINAL:

o metabolismo muda na menopausa e se torna mais lento. Ocorre alteração na resposta do hormônio insulina e, como consequência, ao comer carboidratos, acumula-se mais facilmente gordura no abdome e no tronco, o que gera mudanças em sua forma corporal – de feminina para masculina, de pera para maçã.

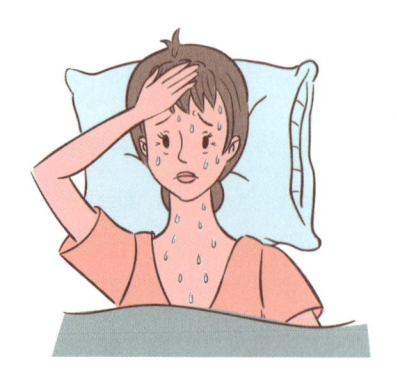

AGORA, ENTENDA COMO O
ciclo da ruína
PODE AFETAR A SUA VIDA

Quando eu disse a você que o ciclo da ruína compreende os efeitos degenerativos dos sintomas sobre a sua vida, quis dizer que o problema é maior do que ter esses sintomas. Isso reflete que o seu corpo pede por socorro e, se você não se tratar, sua vida poderá ser afetada de diversas maneiras:

VIDA PESSOAL: se você dorme mal, pelo calorão que gera insônia ou pela insônia propriamente dita, você vai acordar cansada, sem vontade de fazer nada. Vai ter baixa produtividade em casa ou no trabalho, com estresse crônico e ansiedade, podendo afetar a sua imunidade e o seu metabolismo.

VIDA PROFISSIONAL: se você está cansada, sem energia, a sua produtividade será baixa, seus resultados no trabalho não serão os mesmos, com tendência de queda, podendo perder seus clientes ou até mesmo o emprego.

VIDA SOCIAL: se você fica constrangida pelo calorão ou está cansada porque não dorme, se está sem energia, vai preferir ficar em casa, isolando-se dos amigos e até mesmo da sua própria família.

VIDA SEXUAL: se você tem secura vaginal ou fica sem vontade de sexo, se está cansada, se tem dor na relação sexual, o seu parceiro reclama, e você pode perdê-lo. Há mais divórcios nessa fase.

VIDA FAMILIAR: se você está irritada, cansada, reclamando de tudo, sem paciência com os filhos, netos, marido, é porque seu limiar de tolerância já se esgotou.

FEMINILIDADE: você come mais, engorda mais, ganha barriga, perde a forma corporal, não usa mais as roupas de que gosta, não se sente bonita, fica com a autoestima baixa, com impactos também no seu casamento.

Tudo isso acontece porque os hormônios que faltam na menopausa e no climatério são como chaves que ativam inúmeras funções, fundamentais para os processos celulares. Sendo assim, a falta deles cria um déficit em diversos órgãos, propiciando alterações que afetam o seu corpo.

Porém, ser mais ou menos afetada dependerá muito do seu estilo de vida. Logo, se a sua vida já vinha com uma carga física e/ou emocional no limite, os sintomas do climatério/menopausa possivelmente serão mais intensos e duradouros.

A menopausa vem para todas as mulheres, mas cada mulher é afetada e sente a menopausa de uma forma diferente. Não é possível saber se você terá mais ou menos sintomas, nem se eles serão mais ou menos intensos; entretanto, é possível se preparar, evitar entrar no ciclo da ruína ou sair dele e escapar da menopausa perpétua.

PARA AJUDÁ-LA, recomendo adotar estas *10 medidas.* VAMOS LÁ!

1

Seja consciente: aceite e assuma que a menopausa ocorre para todas as mulheres, inclusive você! Então, não ignore os sinais e sintomas!

2

Aprenda: se está sintomática, pesquise, procure *experts* que são referências no assunto, leia, assista a vídeos de profissionais que atuam em menopausa e climatério. Quanto mais conhecimento tiver, melhores decisões você vai tomar.

3

Não se faça de vítima: simplesmente culpar a menopausa não vai mudar nada. Pare de reclamar e parta para a ação!

4

Responsabilize-se: não espere que seus problemas, ocasionados pela menopausa, sejam solucionados pelo marido, pelo governo, nem pelo médico. Você é a responsável. Faça acontecer o melhor para si própria!

5
Seja proativa:
busque soluções e assuma o comando da sua vida. Você é supercapaz!

6
Tenha em mente que não passa:
a menopausa não vai passar sem você fazer nada. Portanto, não se conforme com uma vida ruim!
Não corra o risco de viver na menopausa perpétua!

7
Acredite:
é possível viver muito bem seus próximos 30/40 anos depois da menopausa. Não se conforme com nada menos do que viver superbem!

8
Seja persistente:
se seus planos não funcionarem, mude de estratégia. Não pare até encontrar o que é melhor para você conquistar e manter resultados efetivos.

9
Busque seu "menopausologista":
procure um médico com experiência em tratar a menopausa. Ele vai auxiliá-la a viver bem, a viver sem menopausa, lhe ajudando a colocar a "cereja no bolo", que representa a reposição hormonal.

10
Ame-se acima de tudo:
seu amor-próprio é a chave para impulsioná-la a cada dia. Por isso, invista seu tempo e dinheiro em você mesma!

Ao adotar os 10 passos anteriores, você estará mais preparada para se livrar do ciclo da ruína e escapar da menopausa perpétua.
Fazer as escolhas certas depende apenas de você mesma!

LEMBRE-SE DE QUE A RAINHA É UMA MULHER QUE ESCOLHEU ASSUMIR O CONTROLE DA SUA VIDA E SABE QUE OS SEUS RESULTADOS DEPENDEM DAS DECISÕES QUE TOMAR.

REFERÊNCIAS

1. Beckmann CL, Hebert W, Laube D, Smith R, Barzansky B. Obstetrics and Gynecology. 3 ed. Baltimore: Williams and Wilkins; 1998.

2. Blumel JE, Chedraui P, Baron G, Belzares E, Bencosme A, Calle A, et al. A large multinational study of vasomotor symptom prevalence, duration, and impact on quality of life in middle-aged women. Menopause. 2011;18(7):778-85.

3. Brizendine L. The Female Brain. Nova Iorque: Broadway Books; 2006.

4. Burger H. The menopausal transition--endocrinology. J Sex Med. 2008;5(10):2266-73.

5. Chiazze L, Brayer FT, Macisco JJ, Parker MP, Duffy BJ. The length and variability of the human menstrual cycle. J Am Med Assoc. 1968;203(6):377-80.

6. Fehring RJ, Schneider M, Raviele K. Variability in the phases of the menstrual cycle. J Obstet Gynecol Neonatal Nurs. 2006;35(3):376-84.

7. Greendale GA, Sternfeld B, Huang M, Han W, Karvonen-Gutierrez C, Ruppert K, et al. Changes in body composition and weight during the menopause transition. JCI Insight. 2019;4(5):e124865.

8. Kronenberg F. Hot flashes: epidemiology and physiology. Ann N Y Acad Sci. 1990;592:52-86; discussion 123-33.

9. Montenegro X. The Divorce Experience: A Study of Divorce at Midlife and Beyond. AARP. 2004.

10. Randolph JF Jr, Sowers M, Bondarenko I, Gold EB, Greendale GA, Bromberger JT, et al. The relationship of longitudinal change in reproductive hormones and vasomotor symptoms during the menopausal transition. J Clin Endocrinol Metab. 2005;90(11):6106-12.

11. Santoro N, Epperson CN, Mathews SB. Menopausal Symptoms and Their Management. Endocrinol Metab Clin North Am. 2015;44(3):497-515.

12. Sussman M, Trocio J, Best C, Mirkin S, Bushmakin AG, Yood R, et al. Prevalence of menopausal symptoms among mid-life women: findings from electronic medical records. BMC Womens Health. 2015;15:58.

13. Thurston RC, Joffe H. Vasomotor symptoms and menopause: findings from the Study of Women's Health across the Nation. Obstet Gynecol Clin North Am. 2011;38(3):489-501.

14. Waetjen LE, Crawford SL, Chang PY, Reed BD, Hess R, Avis NE, et al. Factors associated with developing vaginal dryness symptoms in women transitioning through menopause: a longitudinal study. Menopause. 2018;25(10):1094-104.

15. Woods NF, Mitchell ES. Symptoms during the perimenopause: prevalence, severity, trajectory, and significance in women's lives. Am J Med. 2005;118(Suppl 12B):14–24.

3

A MENTALIDADE CERTA PARA VENCER OS EFEITOS DA MENOPAUSA

> *"Cada mulher tem dentro de si uma força arrebatadora capaz de mudar a vida dela e do seu entorno. O que ela tem que fazer é conhecer tal força e usá-la para ter a sua vida sob controle e com isso se tornar a Rainha da sua vida."*
>
> **Dra. Vanderléa Coelho**

Falando da parte mental da mulher na menopausa, começo perguntando para você: será que a mentalidade de uma mulher que "vive sem sofrer na menopausa" é diferente da que sofre com os efeitos da menopausa? Se não está claro para você ou se não entendeu do que estou falando, trago a clareza sobre o que se trata, e isso se chama *mindset*. Você já ouviu falar nessa palavra?

O termo em inglês, traduzido literalmente, seria algo similar à "configuração da mente". Nada mais é do que a atitude ou configuração mental que cada pessoa tem. Basicamente é a forma como você interpreta os acontecimentos ao seu redor e a predisposição a determinados tipos de pensamentos, ou seja, diz respeito à forma como você enxerga o mundo e se comporta a partir do seu olhar.

De acordo com a especialista em sucesso e motivação, Carol S. Dweck, que também é professora de psicologia da Universidade Stanford, na Califórnia, Estados Unidos, a atitude mental com a qual encaramos a vida é crucial para atingirmos o sucesso, sendo um fator imprescindível para explorarmos todo o nosso potencial.

Depois de 20 anos de pesquisas, Dweck diz que a opinião que você adota a respeito de si mesma afeta em demasia a maneira como leva e vive a sua vida. E como isso acontece? É simples: ou você acredita que pode mudar, que está no comando ou acredita que não é possível, que já está, que é assim mesmo, que é o que o universo definiu para você.

Ou seja, se você crê que suas qualidades são imutáveis, você tem um *mindset* fixo. Você acredita que nasceu com a "síndrome da Gabriela", que diz que você nasceu assim, que cresceu assim, que foi sempre assim e que será sempre assim, sendo a sua vida imutável, pois assim definiu que ela fosse e crê que isso não depende de você.

Agora, tem a outra face da moeda: o chamado *mindset* de crescimento, que afirma que você é capaz de cultivar as suas qualidades para obter sucesso na vida como um todo, que todos os seus resultados dependem somente de você. A mulher com esse *mindset* tem certeza de que pode alcançar o melhor que a vida pode ofertar, pois ela se desafia o tempo todo.

Para mim isso é um fato, e eu acredito muito nesse ponto de vista, até mesmo porque já senti na pele como as coisas sempre acontecem para melhor quando o *mindset* é de crescimento. Isso significa que você é a pessoa que faz a sua vida acontecer, sendo otimista, proativa e resiliente. Nesse *mindset*, você não espera que os outros façam ou decidam por você, pois você mesma está no timão da sua história, para que ela aconteça da forma que acredita ser merecedora.

E foi com esse *mindset* de crescimento que eu, mesmo ficando órfã de mãe quando tinha 11 meses de idade, consegui superar todas as adversidades, buscando sempre vencer dia após dia, acreditando que sempre é possível subir um degrau. Um passo por vez, de forma segura, acreditando que o meu potencial possa ser construído, **que eu posso ser hoje melhor do que eu fui ontem e que amanhã eu posso ser melhor do que eu sou hoje**. Ao plantar com paciência e resiliência, os bons frutos, eles serão coletados ao longo dos anos.

Afirmo para você que o *mindset* que escolhi ter me fez chegar aonde cheguei e vai me levar muito além, por isso investir num *mindset* de crescimento fará toda a diferença na sua vida, principalmente na fase do climatério e na menopausa!

Ao trazermos o conceito de *mindset* para essa fase, ocorre que, no *mindset* fixo, você poderá encarar a menopausa como "maldição", como algo para o qual não se pode fazer nada, que é assim mesmo, que a culpa não é sua, que você não é a responsável por ela e, consequentemente, não faz nada, fica esperando que ela passe, o que poderá levá-la ao ciclo da ruína, podendo chegar à menopausa perpétua.

Já no *mindset* de crescimento, você pode escolher viver sem menopausa, pois toma todas as ações para tratá-la e para você viver sua melhor vida, cheia de energia e com a autoestima lá em cima, amando-se na sua maturidade, bem longe do ciclo da ruína e da menopausa perpétua, pois as suas decisões estarão sob o seu controle.

Agora vou explicar os estados mentais que identifiquei nas mulheres nessa fase da menopausa e do climatério e como elas reagem a esse período. Vou usar uma classificação que eu mesma elaborei ao longo desses anos, atendendo pacientes nessa fase e ajudando mulheres de todo o país por meio de interações nas minhas mídias sociais.

Tenho acumuladas milhares de horas de experiência, tratando mulheres na menopausa no Instituto Reino da Saúde, como também venho interagindo nas redes sociais há mais de 5 anos – diariamente, lendo milhares de comentários. Com tudo isso, identifiquei sete versões de mulheres que se comportam de forma distinta frente à menopausa, ou seja, sete tipos diferentes de mentalidade.

Esses comportamentos distintos refletem a vida de cada mulher e o resultado dessa forma de agir ou de reagir. Ao final da leitura, você vai parar para refletir sobre o seu *mindset* na menopausa e, a partir de então, promover mudanças reais, principalmente se for uma Rainha que está sofrendo na menopausa. Vamos lá!

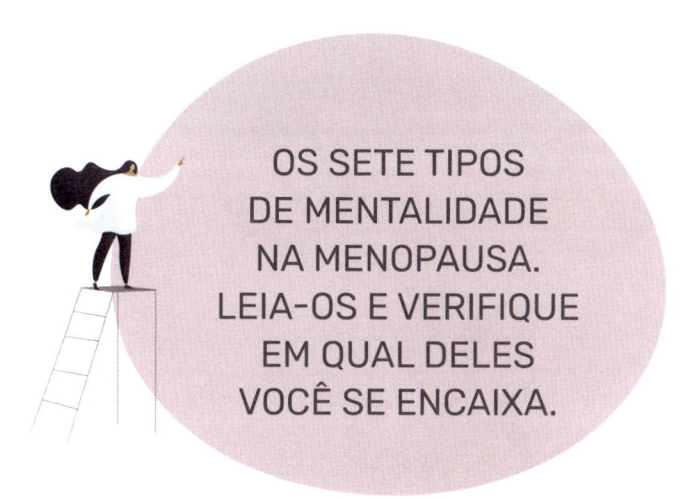

> **OS SETE TIPOS DE MENTALIDADE NA MENOPAUSA. LEIA-OS E VERIFIQUE EM QUAL DELES VOCÊ SE ENCAIXA.**

TIPO 1

DIZ QUE NÃO SENTE NADA

Imagine o cenário a seguir: uma mulher por volta dos 50 anos. Enquanto as suas amigas, que estão na mesma faixa etária, estão reclamando dos calores, da insônia, do cansaço, da queda de cabelo, da falta de desejo sexual, da secura vaginal, que engordaram e têm dezenas de outros sintomas, essa mulher diz que se sente como sempre esteve, bem, que nada mudou, que não tem menopausa e detalhe: não faz reposição hormonal. No meio médico, nós chamamos essa pessoa de "assintomática". Isso porque se trata de uma mulher que já está entrando ou já está na menopausa, porém diz que não sente nada e não sente a menopausa.

Digo a você que é difícil acreditar que isso seja verdadeiro; tenho dúvidas se ela se acostumou a certos sintomas ou se toma remédios; mas, se for verdade, pode ser que ela tenha um estilo de vida invejável, que sempre se cuidou e se cuida muito bem, compensando a falta de hormônios que ocorre nessa fase, a qual afeta inúmeros órgãos e, como consequência, leva a vários sintomas.

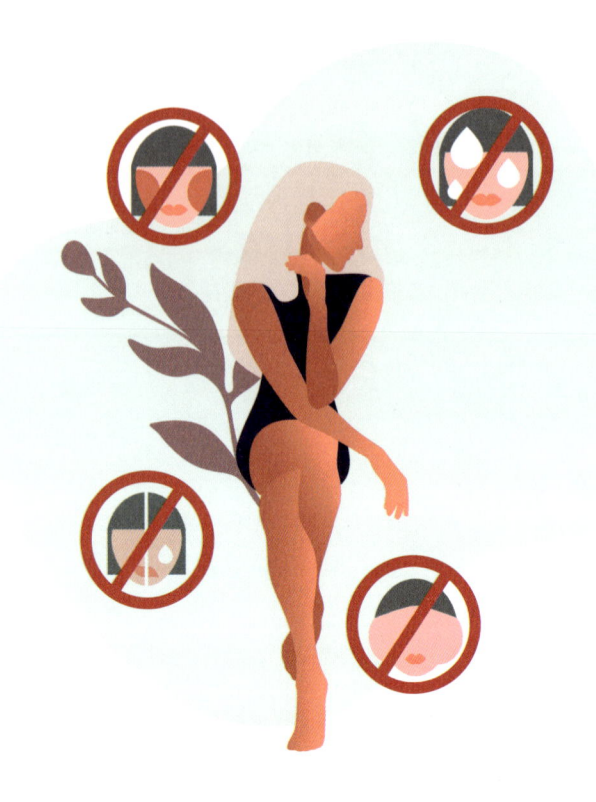

Se esse é o seu caso, se você se encaixa nesse grupo e se de fato não tem sintomas, se não toma remédios, nem hormônios, considere-se uma sortuda! Eu parabenizo você, mas nada de usar isso como desculpa para relaxar nos cuidados com a saúde, está certo? Existem as doenças silenciosas, que não são perceptíveis, como a osteoporose; há um risco aumentado para o infarto e derrame, que chega a atingir 30% das mulheres; e ainda a atrofia urogenital, que é progressiva se você não cuidar.

Você deve adotar a prevenção. Mesmo sentindo-se bem, não deixe de fazer o acompanhamento médico de rotina.

TIPO 2

ESTÁ ESPERANDO
A MENOPAUSA PASSAR

A mulher que se encaixa nesse modelo é aquela que está ciente de que possui os sintomas devido à menopausa, mas, como eles são toleráveis, ela até reclama, tira o foco disso e vai levando a vida, evitando gastar muita energia pensando nessa questão. Ela tem medo de enfrentar a realidade e, por isso, acaba sofrendo e ignorando.

Essa mulher é afetada pelos sintomas, mas, como os tolera, procrastina, leva do jeito que dá e evita falar, por saber que, se focar, terá de agir, e ela não quer isso; tem medo. Isso tudo por falta de informação ou acesso a informações de má qualidade.

Ela vai tentando resolver as coisas de acordo com os sintomas que aparecem: pega uma dica aqui, outra ali, vai tateando com chás, acreditando ser uma questão de tempo, pois a menopausa vai passar.

Se essa é você, que está esperando a menopausa passar, pura ingenuidade, pois há sintomas que podem durar até cinco anos, como o calorão, que vai afetando o seu cérebro. Cada calorão é uma falta de oxigenação, com maior risco para demência ou outros sintomas para a vida toda, progressivos, como a atrofia vaginal. Conforme o tempo passa, mais complicado pode ficar, podendo surgir inclusive incontinência urinária. Se você se enquadra aqui, fique muito

Não vejo a hora dessa menopausa ir embora!

atenta, pois está procrastinando a sua saúde e depois ficará mais difícil reverter a situação.

Por isso, não perca tempo: saiba que a menopausa vai passar, sim, se você agir de forma assertiva, e, quanto antes, melhor!

TIPO 3

TRATA CADA SINTOMA

Imagine como seria complicado se, toda vez que fosse realizar a compra mensal de mantimentos no supermercado, tivesse de ir a uma loja diferente para cada tipo de produto. Para comprar sabonetes, teria de ir a uma loja exclusiva de produtos de higiene; para comprar arroz, a uma loja exclusiva de grãos; para comprar carne, em um açougue do outro lado da cidade.

Pense só no tempo e esforço necessários para adquirir todos os produtos da sua lista mensal. Talvez precisasse de mais de um dia para fazer a mesma compra que, em questão de horas, você consegue quando vai a um supermercado que costuma oferecer uma grande variedade de itens.

Conseguiu mentalizar como seria um "atraso de vida"? Pois bem. Se você é essa mulher, aquela que sente os sintomas da

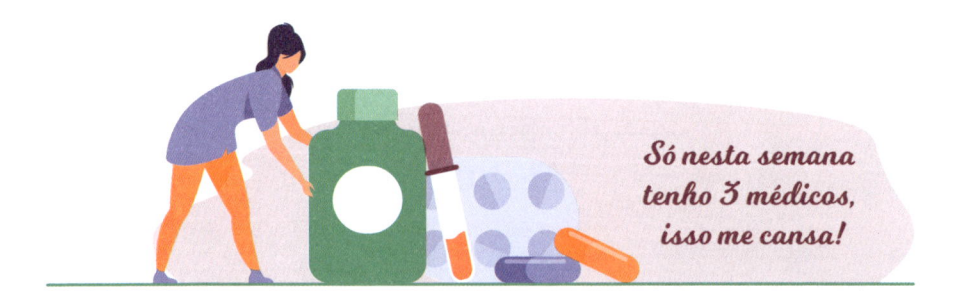

Só nesta semana tenho 3 médicos, isso me cansa!

menopausa, vai a diversos médicos para tratá-los e, assim, se torna refém de uma série de remédios, vai tratando os sintomas e não a causa, preste muita atenção: esse caminho é confuso e não vai solucionar o que precisa de fato.

Digo a você que tratar sintomas com remédios não resolve a menopausa, podendo trazer-lhe angústia e frustração, pois, além de ser polimedicada, sofrendo os efeitos colaterais dos remédios, você não está atuando na "raiz" do problema e não vai aliviar os sintomas da forma como gostaria.

Pense comigo: por exemplo, se tem secura vaginal, deve usar um gel; se tem insônia, um remédio para dormir; se está com o colesterol alto, um remédio para reduzir o colesterol; se está ficando diabética, mais um remédio – e isso só tende a piorar. Essa maneira de tratar os sintomas, e não a causa, não funciona. Não se iluda!

TIPO 4

APESAR DE ESTAR MAL, ELA NÃO DESISTE

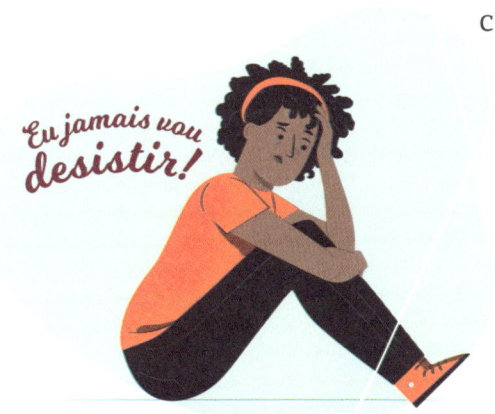

Uma boa parcela das pacientes que atendo em meu consultório, quando chegam até mim, estão desesperadas, não aguentam mais os sintomas que sentem.

São mulheres que entraram na menopausa sem estar preparadas, e a vida se tornou um caos para elas: já foram a vários médicos, que não conseguiram resolver os seus problemas, pois mesmo sendo muito bons profissionais, não estavam preparados para atender a mulher na menopausa.

Muitas se sentem órfãs de seus ginecologistas, sem orientação. Nesse momento, ficam perdidas!

A vida dessas mulheres está completamente afetada, devido aos sintomas que as acometem. São queixas relacionadas à baixa autoestima, dificuldade para emagrecer, barriga grande ("um alien"), as quais nunca tiveram. Arrastam-se em seu dia a dia, sentindo um mal-estar geral, uma fadiga; muitas estão com o casamento por um fio, outras até já se separaram, tão grande o impacto dos sintomas.

Enfim... algumas chegam a dizer que estão enlouquecendo ou que se sentem "mortas vivas", pois não se reconhecem mais, envelheceram, perderam a própria identidade e estão vivendo por viver.

Se você é essa mulher, que, apesar de estar mal, não desistiu, por mais que esteja vivendo no ciclo da ruína – está usando todas as suas forças para ter a sua vida de volta, mas ainda não conseguiu –, digo que está no caminho certo! Jamais desista, pois é uma questão de tempo para sair do ciclo da ruína e ter sua vida de volta!

TIPO 5

ESTÁ BEM, MAS NÃO ESTÁ 100%

Nesse tipo estão as mulheres que tratam de parte dos sintomas, por exemplo o calorão, que é bem frequente, ou a secura vaginal. Elas acabam se adaptando a outros sintomas, achando que é normal.

Aquela mulher que tem sobrepeso, barriga da menopausa ou cujo corpo mudou do padrão pera para o padrão maçã. Ela pensa que isso é da idade, do metabolismo, e vai levando, aceitando perder suas formas corporais, acreditando que é assim mesmo.

Consequentemente ela até fica bem, por tratar parte dos sintomas que a incomodavam, mas não está 100%, pois tem informações limitadas sobre o tema.

Voltando ao exemplo do peso, ela não acredita que é possível emagrecer nessa fase, eliminar a barriga, recuperar suas formas corporais, usar as roupas que ama, podendo estar em sua melhor versão na maturidade. Apesar de estar se tratando, ela não sabe que poderia estar melhor.

Se você se enquadra nesse tipo, saiba que é possível estar maravilhosa em sua maturidade. É o que eu digo sempre: vamos envelhecer, sim, mas escolho que o meu envelhecimento seja o melhor. Se temos de "descer a ladeira, que seja de salto alto".

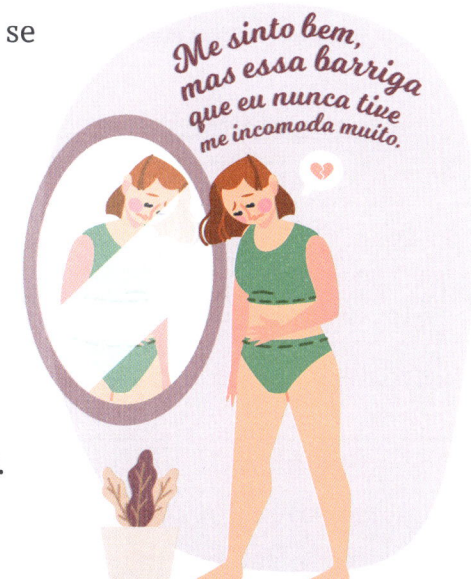

Me sinto bem, mas essa barriga que eu nunca tive me incomoda muito.

Você merece e pode viver 100% da sua vida em sua plenitude!

TIPO 6

ABANDONOU-SE NO MEIO DO CAMINHO

Essa é aquela que identificou os sintomas, foi ao médico, fez o tratamento e começou a sentir melhorias. Depois de algum tempo, parou o tratamento, seja porque já não sentia mais as ondas de calor, seja porque achou que não necessitava mais tratá-las, seja porque o médico disse que já tinha terminado o tempo do tratamento – alguns anos bastavam.

De fato, sintomas como o calorão passam para a grande maioria das mulheres, cerca de 90%, mas muitos outros sintomas são progressivos, como atrofia genital, ocasionando secura vaginal e podendo evoluir para perda de urina. Pense como seria usar fraldas ou passar por constrangimentos, saindo xixi em horas inoportunas...

Se você se identificou com esse tipo, que começou o tratamento e depois desistiu, acabando por se conformar com viver uma vida "mais ou menos", saiba que a menopausa deve ser tratada para

Eu não sinto mais aquele calorão, ainda bem!

No entanto, minha libido acabou, mas é da idade, não é mesmo?

sempre, pois os seus ovários não funcionam mais e, com isso, você se acomodou.

Então, não se abandone no meio do caminho: se começou a tratar, não pare nunca mais, pois tem cerca de 30 a 40 anos para serem bem vividos.

TIPO 7

VIVE SEM MENOPAUSA

Esse é o tipo que se encaixa muito bem no *mindset* de crescimento: a mulher que, assim que o climatério e a menopausa se anunciam, busca a informação certa, com o *expert* certo, aplica o que aprendeu, investe em sua máquina humana, no que eu chamo "base do bolo", atuando em todos os pilares, como a alimentação correta para essa fase, a que combina com o seu metabolismo, faz exercícios regulares, gerencia o estresse, investe na qualidade do sono e no que a deixa feliz.

Após fazer a parte dela, foi à luta até encontrar o seu "menopausologista", não se dando por vencida, mesmo depois de longa peregrinação. Ela não acreditou que teria de esperar passar por tudo isso, não deu ouvidos para quem lhe disse que a vida seria assim mesmo.

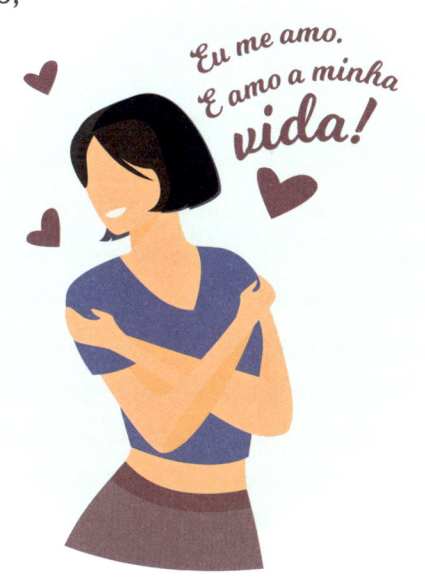

Se você fez todo esse processo, parabéns, pois o resultado da sua vida depende exclusivamente das ações que tomou e continua tomando. Quem tem o timão do seu barco é você. Você está no comando, sendo a Rainha de sua vida!

QUAL É A MENTALIDADE CERTA PARA VENCER OS *efeitos da menopausa?*

O tipo 7, sem sombra de dúvidas, é aquele que não se conforma e não aceita que a menopausa a afete; que se prepara; que investe em todos os pilares da saúde; que analisa todas as possibilidades; que pesquisa sobre o tema e busca *experts* na área; que não culpa o marido nem o governo; que assume a responsabilidade pela sua menopausa. Se o médico não está preparado para ajudá-la nessa fase, essa mulher busca outro.

As do tipo 7 são as mulheres que querem estar superbem, que são proativas, que dão o seu melhor, que são persistentes, focadas em resultados de excelência, que sabem que tudo depende delas.

Mas se o seu não é o tipo 7, ou ainda o tipo 1, que diz que está superbem, fique tranquila, está tudo certo, não tem problema... sabe por quê? Porque o *mindset* quem constrói é você, desde que acredite ser possível. Isso não é algo imutável. É possível trabalhar para mudar o seu *mindset*, fazendo-o agir a seu favor – e não o contrário.

É preciso identificar e entender que o seu estado mental pode agir como um grande "divisor de águas". O padrão de encarar as adversidades e buscar seus objetivos ou não é o que vai determinar se você levará uma vida ruim e medíocre ("na média") ou se buscará viver da melhor forma possível, sempre se aprimorando, aprendendo constantemente, evoluindo e fazendo as melhores escolhas.

Quando trazemos isso para o campo da menopausa, o mesmo acontece. Você poderá fazer que essa seja a pior ou a melhor fase de sua vida. Lembre-se de que os anos não voltam e, ao olhar para o futuro, você deve se preparar para estar superbem, para viver seus próximos anos com toda a qualidade de vida possível.

Se o seu *mindset* é diferente do 1 ou do 7, é possível que, ao menos até começar a ler este livro, você achasse que a menopausa fosse algo que não houvesse solução, estando fadada a viver com os sintomas, esperando que cessassem naturalmente. Possivelmente, até acreditasse que tratar a menopausa fosse somente usar hormônios ou, ainda, que o uso de hormônios é algo ruim.

Enfim, talvez tivesse uma visão amplamente pessimista, muitas vezes vitimista, culpando a menopausa por estar vivendo supermal e não assumindo responsabilidade sobre o que acontece em seu próprio corpo, acreditando que é **assim mesmo, que não depende de você. Isso é um grande equívoco, pois depende exclusivamente de você!**

Mas fique tranquila. Você não está sozinha com esse pensamento. Afinal, os sintomas da menopausa podem ser tão avassaladores que de fato podem levá-la a se acomodar, ficando bem mais difícil sair do ciclo da ruína.

Agora você entendeu que é possível mudar a sua mentalidade. E que, se quer mesmo vencer a menopausa, precisa de um *mindset* vencedor – o do tipo 7, que vai ajudá-la nessa fase tão desafiadora.

Comece neste exato momento a deixar a negatividade de lado, a enterrar o *mindset* fixo. Pare de se conformar com os sintomas da menopausa. Dê lugar ao otimismo! Comece cuidando da sua alimentação, gerencie o seu estresse, cuide do seu sono, exercite-se e converse com seu médico. Se o atual não resolver, não se deixe abalar e busque outro especialista, até achar quem esteja apto a ajudá-la.

Abra-se para novas possibilidades e tratamentos. Viva o seu presente e assuma o controle sobre sua menopausa.

Acredite: você pode passar por ela sem ser afetada e vencê-la. Este livro será um pontapé inicial para isso.

REFERÊNCIAS

1. Blackwell LS, Trzesniewski KH, Dweck CS. Implicit theories of intelligence predict achievement across an adolescent transition: a longitudinal study and an intervention. Child Dev. 2007;78(1):246-63.

2. Dweck CS. Mindset. A nova psicologia do sucesso. Tradução de S. Duarte. 1. ed. São Paulo: Objetiva; 2017.

3. Howell AJ, Passmore HA, Holder MD. Implicit theories of well-being predict well-being and the endorsement of therapeutic lifestyle changes. J Happiness Stud. 2016;17:2347-63.

4. Job V, Dweck CS, Walton GM. Ego depletion--is it all in your head? implicit theories about willpower affect self-regulation. Psychol Sci. 2010;21(11):1686-93.

5. King RB. A fixed mindset leads to negative affect. Zeitschrift für Psychol. 2017;225:137-45.

6. Ng B. The Neuroscience of Growth Mindset and Intrinsic Motivation. Brain Sci. 2018;8(2):20.

7. Otocki AC, Turner BF. Behavior Training is Not Enough: Empowering Middle Managers by Shifting Mindset. Mil Med. 2020;185(Suppl 3):31-6.

8. Pedro AO, Pinto-Neto AM, Costa-Paiva LHS, Osis MJD, Hardy EE. Síndrome do climatério: inquérito populacional domiciliar em Campinas, SP. Rev Saúde Pública. 2003;37(6):735-42.

9. Pincus D, Metten A. Nonlinear dynamics in biopsychosocial resilience. Nonlinear Dynamics Psychol Life Sci. 2010;14(4):353-80.

10. Saccomani S, Lui-Filho JF, Juliato CR, Gabiatti JR, Pedro AO, Costa-Paiva L. Does obesity increase the risk of hot flashes among midlife women?: a population-based study. Menopause. 2017;24(9):1065-70.

11. Schroder HS, Callahan CP, Gornik AE, Moser JS. The Fixed Mindset of Anxiety Predicts Future Distress: A Longitudinal Study. Behav Ther. 2019;50(4):710-17.

12. Taylor-Swanson L, Wong AE, Pincus D, Butner JE, Hahn-Holbrook J, Koithan M, et al. The dynamics of stress and fatigue across menopause: attractors, coupling, and resilience. Menopause. 2018;25(4):380-90.

13. Zeng G, Hou H, Peng K. Effect of Growth Mindset on School Engagement and Psychological Well-Being of Chinese Primary and Middle School Students: The Mediating Role of Resilience. Front Psychol. 2016;7:1873.

14. Zhao S, Du H, Li Q, Wu Q, Chi P. Growth mindset of socioeconomic status boosts subjective well-being: a longitudinal study. Pers Individ Dif. 2021.

15. Woo JJY. Why Shifting Our Mindset Matters. Mil Med. 2020;185(Suppl 3):1-2.

4

ALIMENTAÇÃO CERTA NA MENOPAUSA

"Se o metabolismo muda na menopausa, você tem que mudar."

Dra. Vanderléa Coelho

Como vimos no Capítulo 1, a deficiência estrogênica impacta no metabolismo da mulher de diversas formas. Chamamos de metabolismo o conjunto de milhares de reações químicas que ocorrem a todo o momento, mantendo-nos vivas.

Por isso, todos os seres vivos possuem metabolismo, desde a sua concepção até a sua morte. Assim, a cada instante, nosso corpo passa por inúmeras transformações que, basicamente, são divididas em reações de síntese (construção) e reações de desassimilação (quebra).

Portanto, aos processos de construção, ou seja, síntese de novas moléculas, chamamos de anabolismo, como o ganho de massa muscular e o crescimento dos nossos cabelos. Já os processos de quebra de moléculas, que buscam liberar a energia armazenada nas ligações químicas, chamamos de catabolismo, como a queima de gordura corporal e a digestão dos alimentos.

Entretanto, o delicado equilíbrio entre os processos anabólicos e catabólicos depende da atuação do estrogênio e da testosterona, isto é, do grupo de hormônios que param de ser produzidos na menopausa. Portanto, a partir dos 40 anos, o metabolismo começa a mudar e, consequentemente, o corpo também.

Além da deficiência de hormônios decorrentes da menopausa, há hormônios que impactam no metabolismo e que propiciam o ganho de peso ou a dificuldade para emagrecer.

HORMÔNIOS ACUMULADORES *de gordura*

INSULINA

A insulina é um hormônio anabólico imprescindível no equilíbrio da glicose. É produzida pelas células beta das ilhotas do pâncreas após as refeições, em resposta à elevação da concentração dos níveis circulantes de glicose.

Ela age para reduzir os níveis de açúcar no sangue, levando o macronutriente para ser usado como fonte de energia e para o corpo armazenar a glicose (açúcar) proveniente dos carboidratos dos alimentos. Atua, também, em sinergia com outro hormônio produzido no pâncreas, o glucagon – se os níveis de açúcar aumentam, entra em ação a insulina, e se baixam, entra em ação o glucagon.

Quando comemos muito carboidrato por muito tempo, isso vai desencadeando o que chamamos de resistência à insulina, ou seja, a célula passa a não aceitar mais o excesso, pois está com os seus reservatórios lotados, e com isso a insulina tem de "guardar" o excesso em suas células adipócitas, o que leva ao sobrepeso, à obesidade e à barriga da menopausa.

CORTISOL

O cortisol é um hormônio produzido pelas glândulas adrenais, que ficam acima dos rins. Enquanto a insulina reduz a glicose no sangue, o cortisol faz o oposto, ou seja, aumenta a glicose sanguínea. Se ele está desregulado, dificulta a perda de peso.

O cortisol é essencial à vida, pois tem a importante função de ajudar nosso organismo a controlar e reagir a situações de estresse. Dessa forma, atua reduzindo inflamações, contribuindo para o funcionamento do sistema imune, mantendo os níveis de glicose no sangue constantes (através de sua intervenção no metabolismo de carboidratos, proteínas e lipídios), mantendo a pressão arterial adequada, ajudando no nosso dinamismo, cognição e muito mais.

Assim, o cortisol nos mantém alertas, e seus níveis no sangue variam. Logo, suas concentrações são maiores de manhã, ao acordar, e depois vão diminuindo ao longo do dia.

Entretanto, apesar de essencial, esse hormônio pode ocasionar inúmeras disfunções, caso você viva excessivamente estressada, impactando em sua perda de peso e acúmulo de gordura. Vale ressaltar que hábitos inadequados de vida – o que, além do estresse demasiado, inclui má qualidade do sono e má alimentação – são capazes de manter seus níveis de cortisol sempre elevados.

Dessa forma, a alimentação incorreta interfere na atuação da insulina e, associada ao desequilíbrio do cortisol, contribui com o acúmulo de gordura. Isso porque o cortisol libera glicose, que, em excesso, é armazenada no tecido adiposo com o auxílio da insulina. Portanto, alimentação correta após os 40 anos e na menopausa faz toda a diferença!

UM MUNDO "OBESOGÊNICO":
os números alarmantes da obesidade

De acordo com a OMS, a obesidade atualmente representa uma epidemia mundial, e é alarmante sua alta prevalência em crianças e adolescentes! No Brasil, 55,7% da população adulta está fora do peso. Dessa parcela, 19,8% estão obesos, de acordo com a Pesquisa de Vigilância de Fatores de Risco e Proteção para Doenças Crônicas por Inquérito Telefônico (Vigitel), de 2018.

Além disso, os dados do Vigitel mostram que 7,7% da população adulta apresenta diabetes e 24,7% hipertensão, isto é, doenças relacionadas à obesidade. Surpreendentemente, entre as diversas causas do excesso de peso, estão:

- **50% dos casos** ocorrem por causa do consumo de alimentos errados;
- **35% dos casos** devem-se ao sedentarismo;
- **10% das ocorrências** são de origem hormonal;

- **5% (apenas!) do excesso de peso** é causado por fatores genéticos.

Além disso, se observarmos fotos de antigamente, poderemos perceber que a população era magra... então, o que mudou para que hoje metade esteja fora do peso? A grande mudança foi o avanço tecnológico, que trouxe consigo os interesses econômicos da indústria de alimentos! Depois dela, a obesidade só tem crescido, ano após ano, assim como as doenças associadas.

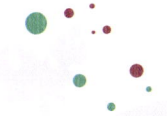

O mundo está obeso! E, na menopausa, essa gordura é pior, pois ela vem para o tronco, criando uma barriga, que eu chamo de "alien", mudando a forma corporal da mulher do padrão "pera" (feminino) para o padrão "maçã" (masculino), sendo fator de risco para várias doenças crônicas e degenerativas. Estar no seu peso não é uma questão estética... e sim de saúde!

A GORDURA ALÉM DA ESTÉTICA:
quanto mais gordura, menos saúde

Existem vários tipos de gordura, mas a pior delas é a visceral. Isto é, aquela gordura que fica entre os órgãos, que eu denomino de "alien", que não faz parte do seu corpo e, quando ele se apossa do seu corpo, vai "roubando" a sua vida. E, quanto maior for essa barriga, mais sintomas você tenderá a apresentar.

É justamente essa gordura que fica acumulada na barriga da menopausa! Logo, ter barriga é sinônimo de inflamação crônica, levando à disfunção nas suas células, o que gera inúmeros sintomas, como:

- Falta de energia;
- Cansaço;
- Insônia;
- Dores no corpo e nas articulações;
- Enxaqueca;
- Inchaço;
- Barriga estufada;
- Irritabilidade;
- E muito mais.

Muitas mulheres buscam atalhos, como cirurgias plásticas, tratamentos estéticos, entre outros... porém, saiba que lipoaspiração e aplicação de enzimas tiram gordura subcutânea localizada, mas não a perigosa gordura visceral!

O fato é que estar acima do peso significa estar perdendo saúde, e é uma questão de tempo para que sintomas ou doenças apareçam com sérios prejuízos para a qualidade de vida.

A boa notícia é que estar no seu peso ideal, real, verdadeiro e definitivo para ser saudável está nas suas mãos! Porque a má alimentação é o principal fator causal do acúmulo de gordura, e controlar isso só depende de você! Infelizmente, quando somos jovens, não nos preocupamos com o que comemos... mas, depois dos 40 anos, começamos a sofrer com as escolhas ruins de uma vida toda, e a tendência é piorar, nessa fase de climatério e menopausa.

OS TRÊS PILARES DA ALIMENTAÇÃO CERTA NA *menopausa para o emagrecimento saudável e definitivo*

1º O "COMBUSTÍVEL CERTO", O QUE COMER

Que tipo de combustível você tem colocado em sua máquina humana? Comida de verdade, ofertada pelo nosso criador, ou comida produzida pela indústria, como os carboidratos de má qualidade, que eu chamo de "amores bandidos"?

O que seria um "amor bandido"? Aquela comida que você já sabe que engorda, que faz mal, mas você compra, guarda na sua despensa, come, tem prazer e depois paga a conta, com a perda de sua saúde. É como um "amor bandido" de fato, uma relação que maltrata você, mas você continua com ele.

Digo que nosso corpo é a nossa "máquina humana", portanto gosto de compará-lo ao automóvel. O carro é uma máquina que exige cuidados para funcionar corretamente, certo? Sem dúvidas, você faz manutenções, se preocupa com o estado dos pneus, verifica o óleo, a água, não abastece o veículo em qualquer lugar. Não é? Afinal, é melhor prevenir problemas do que arriscar "ficar na mão", ou estragar o carro de vez e gastar um grande montante de dinheiro no mecânico.

Agora pense... se você não abastece o carro com combustível adulterado, por que abastece seu corpo com comida de má qualidade? E te pergunto: o quanto você tem investido em si mesma? O quanto tem cuidado da sua máquina humana? O quanto tem feito um *check up* para saber se está tudo bem? Lembre-se de que a sua máquina humana é insubstituível!

Por quantos anos você já prejudicou seu corpo ou deixou de cuidar dele? Entenda que, após os 40 anos, você não pode mais continuar com os hábitos alimentares que tinha aos 20 anos.

Tenha em mente que nosso corpo também é uma máquina! Uma complexa engrenagem viva! Por isso, alimentos ruins geram danos, e, diferentemente do carro, a máquina humana não permite reposição de peças fundamentais.

Assim, saber escolher o combustível que combina com o seu metabolismo nessa fase, a comida de verdade, acessível no reino animal e vegetal, é crucial para emagrecer, se manter magra, evitando inúmeras disfunções decorrentes do excesso de gordura, para que você tenha saúde e qualidade de vida.

Uma dica para você – o que comer? Quanto mais rótulos você estiver lendo, mais o reino industrial estará envolvido e menos essa comida vai combinar com você na fase da menopausa e do climatério!

> Não há mistério para a alimentação certa na fase da menopausa, que é comer proteínas em equilíbrio, gorduras boas e carboidratos com baixa carga de índice glicêmico.

2º A QUANTIDADE ADEQUADA DO COMBUSTÍVEL, O QUANTO COMER

Continuando com a analogia do carro... mesmo com um combustível de alta qualidade, o tanque tem um limite. Ou seja, se o enchermos demais, simplesmente vaza. Com o nosso corpo, ocorre o mesmo. Porém, quando comemos demais, não vazamos o excesso... infelizmente, ele fica acumulado na forma de gordura.

Diferentemente do carro, cujo tanque é finito, nosso estômago pode armazenar até quatro vezes mais a sua capacidade, e com isso os mecanismos para estoque sob a forma de gordura são ativados.

O tecido adiposo é a forma que temos de estocar energia para ser utilizada futuramente. Tal processo foi desenvolvido ao longo de toda a humanidade, a fim de garantir a nossa sobrevivência em tempos difíceis.

Vale relembrar que, no início da humanidade, não existiam todas as facilidades e comodidades da atualidade. Sendo assim, nos primórdios, não havia comida disponível o tempo todo, nem ao menos sabíamos quando teríamos a refeição seguinte. Ou seja, vivíamos como os demais animais selvagens! Dessa forma, era extremamente importante armazenar energia nas fases de fartura, para suportar os longos períodos de escassez e fome. Isso trazia mais chances para a preservação da espécie e equilíbrio.

O problema é que o cérebro não sabe que agora tem comida toda hora, nem a qualidade da comida que você está escolhendo. O que ele sabe é guardar, para garantir a sua sobrevivência a qualquer custo!

Ao comer, além da capacidade de usar esse combustível, ele é armazenado, e o resultado são o excesso de peso, a barriga e a inflamação. Por isso, a escolha da comida de verdade, do combustível certo que combina com o metabolismo, é fundamental, pois, além de desinflamar, ela ativa os mecanismos de fome e saciedade, gerando controle nos mecanismos regulatórios, equilíbrio, com restauro da função celular e emagrecimento saudável e sustentável.

Uma dica para você – o quanto comer? Ao comer comida de verdade, seus mecanismos de fome e de saciedade são ativados naturalmente.

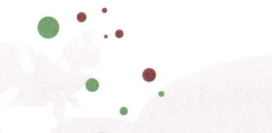

Coma e pare com a sensação de que comeria um pouco mais.

3º A FREQUÊNCIA DO COMBUSTÍVEL, O QUANDO COMER

Além do cérebro que guarda a nossa sobrevivência, temos o cérebro das emoções (a teoria do cérebro trino). **A comida gera prazer, pois há ativação de neurotransmissores como a dopamina, que está relacionada à recompensa, à motivação e ao prazer.**

Claro que amamos sentir prazer, o problema é quanto esse prazer compromete a nossa saúde, pois, da mesma forma que um viciado em drogas como a cocaína busca prazer, buscamos prazer na comida, gerando compulsão por alimentos que nos viciam de forma similar aos dependentes de drogas opioides. Ficamos dependentes dos carboidratos, que eu denomino de "amores bandidos".

Qual é o problema dos "amores bandidos" representados pelos carboidratos da indústria, principalmente os refinados? O muito do mesmo! Eles têm várias facetas, e você fica iludida, pensando que está comendo de forma variada. Puro engano!

A indústria alimentícia desenvolveu as combinações ideais para que os alimentos nos atraiam e viciem nosso cérebro. Dessa maneira, perdemos a capacidade de nos controlar e comemos de forma compulsiva.

Somos cativadas por cores, cheiros, texturas, sabores, combinações e acabamos nos tornando dependentes da comida. Estou falando de dependência química de verdade, assim como as drogas!

Esses "amores bandidos" são altamente viciantes, palatáveis, não dão saciedade, e com isso você come toda hora, sem ter fome, come mais do que suas células estão precisando. Assim você engorda ou não emagrece, surgindo a barriga da menopausa ("alien"), com perda de saúde ao longo dos anos. Esse vício controla a sua vida!

Portanto, se você está fora de peso, com sobrepeso ou obesidade, isso significa que todo o excesso ingerido foi acumulado sob a forma de gordura nas mamas, na barriga, no tronco e nos braços, a qual precisa ser eliminada o quanto antes! Ela não te pertence e age como um órgão inflamatório que só lhe traz prejuízos inimagináveis.

Quanto mais gordura em seu corpo, menos saúde! Portanto, estar no peso é importante, não do ponto de vista estético, mas para a manutenção da sua saúde! Equilíbrio e moderação são as chaves para o sucesso da sua trajetória!

Qual é a frequência certa para comer (quando comer)? Coma ao sentir fome, desde que escolha o combustível certo para a sua máquina humana.

Como eu sempre digo, de nada adianta viver mais tempo se for para viver pior, com sofrimento, sem autonomia e cheia de remédios. Por isso, precisamos nos cuidar para dar vida aos anos! Envelhecer com qualidade e sem fragilidade é possível! Porém, exige trabalho!

QUAL ALIMENTAÇÃO COMBINA COM O SEU
metabolismo na menopausa?

A alimentação que combina com o metabolismo é aquela que responde de maneira fisiológica às alterações hormonais advindas após os 40, quando vem o climatério e a menopausa se anuncia. Essa escolha alimentar é nutritiva, não inflama e não causa dependência química.

O resultado é emagrecer de forma saudável, sem dietas, sem passar fome, mantendo-se no peso, e consequentemente você melhora de vários sintomas relacionados à inflamação crônica gerada pelo excesso de gordura ou barriga da menopausa, que chamo de "alien".

POR QUE COM A ALIMENTAÇÃO CERTA VOCÊ *emagrece na menopausa?*

- Os alimentos dão mais saciedade, você come o que precisa e seu corpo busca as reservas de gordura estocadas na barriga, desinflamando e emagrecendo;
- Você pode ingerir todos os macronutrientes, sejam gorduras, proteínas e carboidratos;
- Não tem que comer toda hora. De duas a quatro vezes ao dia é suficiente;
- São termogênicos, ou seja, ao comê-los você gasta mais energia para serem digeridos;
- Não ativam a insulina além do necessário; sendo ela um hormônio acumulador de gordura, que, se está em excesso, gera inflamação;
- Ao nutrir as células, os órgãos vão funcionar adequadamente, desaparecendo vários sintomas ao longo de semanas a meses;
- Há melhora da sua taxa metabólica associada a exercício de musculação, o que aumenta o tecido muscular, trazendo mais queima de gordura e mais saúde.

POR QUE A ALIMENTAÇÃO PRECISA SER *diferente na menopausa?*

A maioria das mulheres não está preparada para a fase após os 40 anos e não sabe o que acontece com o corpo delas. Quando vem o climatério e depois a menopausa, elas passam a ter vários sintomas – já listei 76 num vídeo que postei no meu canal no YouTube e também no meu *blog*. Vários sistemas são impactados, desde alterações do humor até ganho de peso.

Essas mudanças hormonais vêm para 100% das mulheres. As que entram nessa fase e já adotaram um estilo de vida com certeza estão vivendo muito melhor do que aquelas que entram estressadas, sobrecarregadas, ansiosas, dormindo mal, comendo comida de má qualidade e sedentárias.

Por isso você precisa melhorar seus hábitos, para enfrentar essa fase, pois a menopausa altera o metabolismo e contribui para o ganho de peso e, consequentemente, para a disfunção nas células, pelas seguintes razões:

- Mudança hormonal – o metabolismo muda. E se muda, também temos de mudar;
- A redução dos níveis de estrogênio impacta o hormônio insulina, com mais resistência a ela, afetando o metabolismo dos carboidratos e facilitando o acúmulo de gordura;
- O declínio do hormônio testosterona, que faz com que você perca ainda mais a massa muscular, principalmente se não faz exercício; consequentemente, há menor queima de gordura pela redução do metabolismo basal;
- O impacto nos neurotransmissores, como endorfina, serotonina e dopamina, causado pela diminuição do estrogênio, faz com que você busque comida como fonte de prazer;
- Com a idade, ocorre a diminuição da taxa metabólica basal, o que faz com que gastemos menos energia em repouso;

- Com a redução da termogênese e do gasto de energia, você tende a fazer menos atividades no seu dia a dia;
- Sintomas como o calorão, que gera a insônia, ou mesmo a insônia de forma isolada, interferem no equilíbrio dos hormônios que regulam e inibem a fome, como a grelina e a leptina. Noites mal dormidas afetam outro hormônio importante para o metabolismo, que é o GH (hormônio do crescimento), o qual contribui para a manutenção do peso saudável e da saúde como um todo;
- Cansaço crônico, por noites mal dormidas, pelo estresse ou pela má nutrição que gera inflamação, leva ao sedentarismo crônico, com redução da musculatura e busca por comida para compensar a fadiga;
- O estresse crônico causa aumento do cortisol, que gera acúmulo de gordura e redução do hormônio DHEA, precursor da testosterona e dos estrogênios.

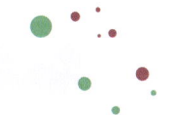

Tudo isso leva você a entrar no ciclo da ruína, no qual você engorda, passa a ter uma barriga grande, que eu chamo de "alien", suas formas corporais mudam e você não consegue emagrecer um grama; quando emagrece, volta a engordar tudo de novo, sendo vítima do efeito sanfona. E tudo isso afeta a sua vida pessoal, conjugal, familiar, profissional, ficando desesperada e com a sua autoestima no chinelo.

MAS... EXISTEM FATORES QUE
agravam tudo isso:

- A desinformação ou a má informação: isto é, você não tem consciência plena de todas as alterações que ocorrem em seu corpo. Por isso, não sabe exatamente o que precisa fazer para virar o jogo. E todos querem dizer para você que é da idade, ou que você deve se conformar, pois é normal, é da menopausa;
- Acreditar que existe a pílula mágica: espere aí, sou suspeita de falar, mas as minhas alunas do "Magra após os 40" dizem que a pílula mágica é o programa porque emagrecem de forma saudável, sem passar fome e sem dietas! Brincadeiras à parte, você precisa adotar um estilo de vida com alimentação correta para essa fase;
- Se você odiar a musculação: é justamente o treino de força que vai ajudá-la a manter ou aumentar a massa muscular, o que é fundamental para acelerar o metabolismo e manter a massa óssea;
- Procrastinar: sempre deixar para amanhã, ficar enrolando... comece a mudar agora!
- Conformar-se com o que é ruim: acreditar que é assim mesmo, que a mulher na menopausa sofre mesmo, que envelhecer sem qualidade de vida é normal... não é!
- Falta de autorresponsabilidade: não admitir que a menopausa é problema seu, que o que você come é responsabilidade sua e que é você quem precisa decidir e agir para tornar a sua vida melhor e emagrecer;

– Amar a comida mais do que a si mesma: resistir e teimar em continuar comendo carboidratos de má qualidade que matam lentamente, dia a dia. Ame-se acima de tudo!
– Uma vez que você já tem consciência de que o seu metabolismo de antes é diferente do de agora, é preciso fazer uma autoavaliação para descobrir por que você não está emagrecendo e/ou está engordando. Logo, para obter resultados, veja os passos a seguir:

PASSO 1: aprenda com o *expert* certo para a fase da menopausa a conhecer o seu corpo – saber que seu corpo muda com o tempo e aprender a prestar atenção nos pequenos detalhes que ajudam a determinar o que funciona melhor para você. É preciso fazer diferente! O metabolismo mudou? Mude suas atitudes! Uma estratégia não está funcionando? Teste outra e mais outra, até adequar o seu caminho.

PASSO 2: reduza a insulina – para tanto, é necessário reduzir o consumo de carboidratos simples de alto índice e carga glicêmica. Escolha alimentos que "conversem" melhor com esse novo cenário. Além disso, é preciso comer alimentos saudáveis do reino vegetal e animal, evitando a maioria dos industrializados.

PASSO 3: acabe com os "amores bandidos" (a comida que inflama você) – rompa os laços afetivos com os carboidratos "assassinos", que, apesar de saborosos, acabam com você.

PASSO 4: aumente a sua taxa metabólica basal – é essencial aumentar a sua massa muscular através de exercícios de força, além da alimentação correta.

PASSO 5: ame a musculação – uma das suas maiores aliadas para envelhecer magra e com saúde.

PASSO 6: seja consciente – não há pílula mágica! Por isso, você precisa agir corretamente, de forma consistente, sem abrir exceções toda hora.

PASSO 7: jamais se acomode – procure melhorar gradativamente, um pouquinho todos os dias. Não estacione!

PASSO 8: dê um basta na procrastinação – comece já!

PASSO 9: seja autorresponsável – assuma as rédeas de sua vida, encare seus erros, detecte as falhas e defina aonde quer chegar. Parta para a ação e não desista!

PASSO 10: realize o equilíbrio hormonal – depois de fazer a sua parte, cuidando da sua máquina humana no que depende de você, o passo seguinte é a "cereja do bolo". Use os hormônios certos, com o acompanhamento constante de um médico competente. Entretanto, esse deve ser o passo final. Faça todos os outros tópicos antes de pensar em iniciar uma reposição hormonal. Se não você não conseguirá tirar o melhor proveito possível dos hormônios.

Pare para pensar… todas as mulheres enfrentam a redução do metabolismo na menopausa. Assim, se o metabolismo lento fosse um fator determinante para engordar após os 40 anos, todas as mulheres seriam gordas! E digo mais: as alunas do programa "Magra após os 40" emagrecem tendo o mesmo metabolismo que o seu. Vou compartilhar o depoimento de uma das alunas do programa:

"Olá, mentora e Rainhas. Me chamo Susana, sou portuguesa, tenho 49 anos e estou na fase do climatério. Nunca gostei do meu corpo, pois vestia o XS para o tronco e o 38-40 da cintura para baixo. Daí ser vítima de 'chacota', por ter um corpo desproporcional. Com o passar do tempo e as minhas duas gravidezes, ganhei mais peso, passando da casa dos 60 kg para os 70 kg. Fui a vários nutricionistas, fiz várias dietas, mas passado algum tempo voltava a recuperar o peso perdido. Veio a pandemia e o confinamento, e rapidamente passei da casa dos 70 kg para os 80 kg, mais propriamente para os 82,5 kg. Já vinha a sentir dores musculares, insônia, calor e uma barriga que eu nunca tinha tido. Fui procurar respostas nas redes sociais, e foi quando encontrei as *lives* da Dra. Vanderléa Coelho, falando do peso e de alguns dos sintomas que eu estava a sentir. Aí 'caiu a ficha' de que provavelmente eu estaria na pré-menopausa. No dia 15 de julho comecei a praticar os ensinamentos da doutora, e o meu peso começou a diminuir. Inscrevi-me no programa em outubro. Até o início do programa, já tinha eliminado 12,5 kg, encontrando-me com 70 kg. Desafiei-me a chegar aos 65 kg. Foi no programa que aprendi a conhecer o meu corpo, o resultado das minhas escolhas, como fazer para manter o peso e ter saúde. Decorrido o programa, fui traçando objetivos diferentes, depois de atingir os que me propunha, e eliminei 7,3 kg. Terminado o programa, continuei com o meu processo já com mais sabedoria e propus-me a atingir os 60 kg, que consegui quando iniciei o programa em janeiro de 2021. Atualmente me mantenho com 60 kg, tendo eliminado 22,5 kg. Nesse momento encontro-me na fase da manutenção."

Como a Susana foi dos 82,5 para os 60 kg? O metabolismo dela mudou, e ela entendeu que teria de mudar! Logo, se o metabolismo muda, você também tem de mudar! Entenda que o que você comia antes e dava certo agora não dá mais. O que era suficiente para que você mantivesse o peso antes não funciona mais.

Portanto, deixe de ser insistente! Pare de continuar pelo mesmo caminho, pare de continuar fazendo tudo igual. Entenda que estar no peso ideal é um fator primordial para manter a sua saúde e qualidade de vida. O resultado estético vem de brinde!

Faça um diário alimentar honesto,
para que você consiga identificar seus erros mais facilmente. Com isso, você terá um panorama do quanto cada tipo de alimento afeta seu metabolismo e vai identificar se está se enganando.

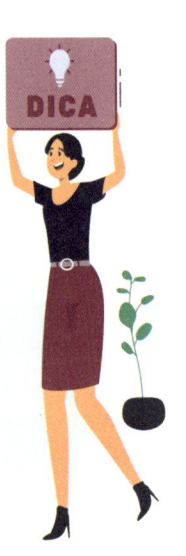

Não precisa ser radical. O importante é todos os dias melhorar um pouco. Readeque aos poucos. Entenda que os resultados que está tendo e os que deseja ter dependem das suas escolhas. Quanto mais acima do peso estiver, mais saúde está perdendo! Se você não está emagrecendo, é sinal de que está entrando mais energia do que saindo. Além disso, as escolhas não são estáticas; você pode e deve ir alterando, de acordo com os resultados obtidos e aqueles almejados.

Pérolas para emagrecer na menopausa de maneira definitiva:
- A balança é a sua amiga fiel, pese-se diariamente;
- Coma comida de verdade, aquela que o criador disponibilizou para a nossa espécie; ela combina com o seu metabolismo nessa fase;
- Coma respeitando a fome e a saciedade, ou seja, se tem fome, coma; se não tem fome, não coma;
- Não coma por gula; coma para ficar bem e satisfeita;
- Hidrate-se, pois a sede se confunde com a fome;
- Reduza o estresse; para isso, você pode tentar meditação e ioga, além de manter uma agenda de tarefas organizadas para programar seu dia a dia;
- Pratique exercício físico diariamente;

LARGUE O *amor bandido!*

Chega de desculpas! Decida abandonar o "amor bandido", ou seja, aqueles alimentos que você ama, mas que detonam a sua saúde. Não se engane! O pãozinho, o leitinho, os açúcares e muitos outros não te amam e só acabam com você! Jogue tudo no "saco preto" (saco de lixo), isto é, não tenha disponíveis na sua casa os alimentos que a envenenam lentamente dia a dia. Não ofereça comida de má qualidade para a sua família!

Lembre-se: quanto mais natural, colorida e variada for a composição do seu prato, mais equilibrada será a sua alimentação. Você tem o poder de escolher o que quer, quando precisa e o quanto é necessário no quesito alimentação e consequentemente você está definindo vencer o jogo da sua saúde.

Vencer é uma questão de estratégia e escolha!

> Nunca é tarde se você estiver comprometida. Neste momento, você já tem todo o conhecimento necessário para uma saúde plena! Cabe a você mesma persistir e fazer brilhar a sua luz interior!

REFERÊNCIAS

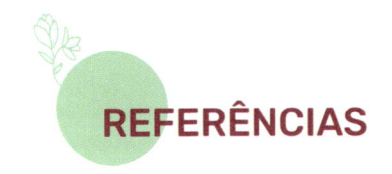

1. Anagnostis P, Athyros VG, Tziomalos K, Karagiannis A, Mikhailidis DP. The pathogenetic role of cortisol in the metabolic syndrome: a hypothesis. J Clin Endocrinol Metab. 2009;94(8):2692-701.

2. Brasil. Ministério da Saúde. Secretaria de Vigilância em Saúde. Vigitel Brasil 2018. Vigilância de fatores de risco e proteção para doenças crônicas por inquérito telefônico. Brasília, DF: Ministério da Saúde; 2018.

3. Dey DK, Lissner L. Obesity in 70-year-old subjects as a risk factor for 15-year coronary heart disease incidence. Obes Res. 2003;11(7):817-27.

4. Ebbeling CB, Feldman HA, Klein GL, Wong JMW, Bielak L, Steltz SK, et al. Effects of a low carbohydrate diet on energy expenditure during weight loss maintenance: randomized trial. BMJ. 2018;363:k4583.

5. Jackson SE, Kirschbaum C, Steptoe A. Hair cortisol and adiposity in a population-based sample of 2,527 men and women aged 54 to 87 years. Obesity (Silver Spring). 2017;25(3):539-44.

6. Kohrt WM, Kirwan JP, Staten MA, Bourey RE, King DS, Holloszy JO. Insulin resistance in aging is related to abdominal obesity. Diabetes. 1993;42(2):273-81.

7. Ludwig DS, Ebbeling CB. The Carbohydrate-Insulin Model of Obesity: Beyond "Calories In, Calories Out". JAMA Intern Med. 2018;178(8):1098-103.

8. Misso ML, Murata Y, Boon WC, Jones ME, Britt KL, Simpson ER. Cellular and molecular characterization of the adipose phenotype of the aromatase-deficient mouse. Endocrinology. 2003;144(4):1474-80.

9. Morselli LL, Nedeltcheva A, Leproult R, Spiegel K, Martino E, Legros J-J, et al. Impact of GH replacement therapy on sleep in adult patients with GH deficiency of pituitary origin. Eur J Endocrinol. 2013;168(5):763-70.

10. Riccardi G, Rivellese AA. Dietary treatment of the metabolic syndrome--the optimal diet. Br J Nutr. 2000;83 Suppl 1:S143-8.

11. Salpeter SR, Walsh JM, Ormiston TM, Greyber E, Buckley NS, Salpeter EE. Meta-analysis: effect of hormone-replacement therapy on components of the metabolic syndrome in postmenopausal women. Diabetes Obes Metab. 2006;8(5):538-54.

12. Santos FL, Esteves SS, da Costa Pereira A, Yancy WS Jr, Nunes JP. Systematic review and meta-analysis of clinical trials of the effects of low carbohydrate diets on cardiovascular risk factors. Obes Rev. 2012;13(11):1048-66.

13. Shai I, Schwarzfuchs D, Henkin Y, Shahar DR, Witkow S, Greenberg I, et al. Weight loss with a low-carbohydrate, mediterranean, or low-fat diet. N Engl J Med. 2008;359:229-41.

14. Srikanthan P, Karlamangla AS. Muscle Mass Index As a Predictor of Longevity in Older Adults. Am J Med. 2014;127(6):547-53.

15. Wing RR, Matthews KA, Kuller LH, Meilahn EN, Plantinga PL. Weight gain at the time of menopause. Arch Intern Med. 1991;151(1):97-102.

5

COLOQUE EM PRÁTICA OS EXERCÍCIOS CERTOS PARA A MENOPAUSA

"Emergir do sedentarismo não é fácil, mas, ao ter consciência dos benefícios que o exercício traz para a sua vida, você adotará esse hábito memorável de saúde."

Dra. Vanderléa Coelho

É consenso, na comunidade médica, que praticar exercício físico regularmente é importante para a saúde como um todo, tanto física como mental.

Mas será que você tem consciência do quanto isso é imprescindível para a manutenção da sua qualidade de vida em qualquer idade e que na menopausa e climatério, quando o declínio hormonal se anuncia, isso se torna ainda mais relevante?

Neste capítulo, você vai entender que deixar o sedentarismo de lado é essencial após os 40 anos, pelos inúmeros benefícios que você obtém. Por isso, tal prática é um dos pilares para alcançar uma longevidade saudável, podendo viver muito bem a segunda metade da sua vida.

COMPREENDA QUE A ATIVIDADE FÍSICA É
diferente do exercício físico

Em primeiro lugar, vamos diferenciar alguns conceitos que no dia a dia usamos como se significassem a mesma coisa... Atividade física é qualquer movimento muscular realizado, gerando gasto de energia, ou seja, tudo o que não for repouso nem movimentos musculares involuntários.

Assim, os movimentos que você faz contribuem para a sua atividade física diária, como limpar a casa, levar o cachorro para passear, subir escadas, brincar com os netos, regar o jardim etc. Com isso, algumas mulheres têm maior nível de atividade física do que outras. Quem trabalha de pé e caminhando o tempo todo, por exemplo, gasta muito mais energia do que quem trabalha o dia inteiro sentado no computador. Já o exercício físico é algo planejado e com objetivos específicos, ou seja, um treino, e não tarefas diárias.

Dito isso, existem vários tipos de exercícios físicos, e alguns mais frequentes são: musculação, corrida, caminhada, natação e ciclismo. Para cada caso existe um propósito, uma expectativa de melhoria, seja força, capacidade cardiorrespiratória, resistência muscular, flexibilidade e muitas outras capacidades físicas que podem ser aprimoradas através de um plano de treinamento bem elaborado. Tanto a atividade física quanto o exercício físico contribuem para o gasto energético – quanto mais você incluí--los em sua rotina, mais benefícios alcançará.

Como atividades físicas são algo do seu cotidiano, você pode praticá-las tranquilamente, pois não são feitas com objetivos específicos, embora agreguem como um todo. Neste capítulo, abordaremos o exercício físico regular, pois é planejado para metas e benefícios determinados para a sua saúde e qualidade de vida.

Afinal, viver somente por viver, convivendo com doenças crônicas, refém de remédios, sem estar em sua plenitude, não tem sentido! Precisamos também considerar aspectos como o bem-estar físico, emocional e social, além de aspirações futuras, desenvolvimento pessoal, satisfação consigo mesma e com os outros. **Ter qualidade de vida é ter satisfação em viver.**

OS PRINCIPAIS BENEFÍCIOS DO EXERCÍCIO FÍSICO PARA A FASE *da menopausa e climatério*

Nossa "máquina humana" foi feita para se movimentar. Por isso, o sedentarismo prejudica o funcionamento do nosso organismo como um todo, impactando negativamente em nossos ossos, músculos, articulações, órgãos e humor.

Tudo o que não é estimulado atrofia, e isso vale para todos os órgãos, do músculo ao cérebro. Para entender esse mecanismo, basta pensar em um membro que fica engessado por muito tempo. Quando voltamos a movimentá-lo, ele já perdeu força, flexibilidade e coordenação, por exemplo.

Assim, manter-se ativa é essencial para que todas as engrenagens funcionem corretamente. Inúmeros estudos científicos comprovam que os exercícios físicos regulares são extremamente benéficos para a saúde de forma geral. Algumas das principais vantagens são:

Diminuição
da gordura corporal;

Aumento
da massa magra e da força muscular, pois o exercício gera microlesões, que, uma vez curadas, tornam nossos músculos mais fortes e resistentes;

Aumento
da densidade óssea, já que o impacto do exercício e a maior tração gerada pela musculatura fortalecida promovem a manutenção e o ganho de massa óssea;

Fortalecimento
do tecido conjuntivo, ou seja, tendões, ligamentos e cartilagens;

Melhora
na mobilidade articular, isto é, maior flexibilidade;

Melhora
da postura, já que a musculatura responsável por nos manter eretas fica mais fortalecida;

Aumento
da capacidade pulmonar;

Diminuição
da pressão arterial e da frequência cardíaca em repouso;

Melhora
da sensibilidade à insulina, facilitando a sua entrada nas células;

Melhora
do autoconceito, da autoestima e da imagem corporal, pois aprendemos a adquirir maior percepção e domínio do nosso corpo;

Diminuição
do estresse, da ansiedade, da depressão e da tensão muscular;

Melhora
da insônia;

Melhora
do humor, por meio da liberação de hormônios (endorfinas) que trazem a sensação de bem-estar e de dever cumprido;

Aumento
da disposição física e mental;

Redução
do consumo de medicamentos como anti-hipertensivos, antidiabéticos, insulina e tranquilizantes;

Melhora
das funções cognitivas e da socialização;

Melhora
do funcionamento do organismo como um todo, proporcionando aptidão física para uma boa qualidade de vida.

Note que o exercício físico ajuda a aliviar diversos sintomas, inclusive os relacionados à menopausa e ao climatério. Portanto, treinar regularmente é um dos pilares do tratamento bem-sucedido, feito de forma integrativa, isto é, considerando todos os aspectos gerados pelo declínio hormonal. Deixar de ser sedentária trará para você inúmeros benefícios, ajudando nos sintomas da menopausa e climatério, além de acelerar os bons resultados e garantir a você uma vida com excelência.

O DECLÍNIO HORMONAL E O IMPACTO *sobre o metabolismo na menopausa e climatério*

O declínio hormonal no climatério e na menopausa, como já abordei nos capítulos anteriores, impacta diretamente no metabolismo. Assim, com a redução da produção hormonal, nada funciona como antes, tudo tende a ficar mais lento e menos eficiente. Por isso você precisa utilizar várias estratégias para driblar os efeitos da Mãe Natureza, que "presenteia" a mulher com a menopausa e o climatério a partir da sua segunda metade da vida.

Nesse contexto, o exercício físico é um grande aliado, juntamente com a alimentação correta, na hora de lutar contra a diminuição do metabolismo e todos os seus fatores associados. Isso porque o treinamento regular é capaz de ativar a produção de diversos hormônios, gerando benefícios a todo o nosso organismo.

Assim sendo, a prática de exercícios físicos de maneira regular estimula a produção de certos hormônios, equilibra a resposta a outros, melhora a sensibilidade das células, otimiza os resultados, melhora o fluxo sanguíneo aumentando o gasto energético e, consequentemente, gera estímulos no metabolismo que são afetados pela menopausa e climatério.

Como você já sabe, após os 40 anos, anuncia-se a falência dos ovários de toda mulher. Por isso, a partir de então vem a redução dos hormônios estrogênio e testosterona, que só se acentua, ano após ano, até ficarem em níveis tão baixos que impactam em diversos processos metabólicos.

A falta da produção de estrogênio resulta em resistência à insulina, e o excesso desse hormônio produzido pelo pâncreas favorece o surgimento da obesidade central, ou seja, o acúmulo de gordura visceral, mudando a forma corporal da mulher, do padrão pera para o padrão maçã, o que é fator de risco para várias doenças crônicas.

A redução da testosterona vai além da queda da libido, pois ela é importante para o crescimento muscular, daí o exercício ser essencial para estimular a sua produção e manter uma musculatura saudável com todas as vantagens decorrentes de tal estímulo.

Exercícios de força que demandam maior utilização dos músculos fazem com que a massa muscular aumente, o que influencia tanto o maior gasto metabólico como a redução da sarcopenia, trazendo mais força e estabilidade para a prevenção de quedas e menor risco de fraturas.

Além dos benefícios citados, considerando que na menopausa há uma tendência a aumento de peso, treinar exercício de força ajuda a manter o metabolismo ativado, já que ter mais massa magra aumenta a taxa metabólica basal, e esta faz com que se gaste mais energia ao longo do dia mesmo que se esteja em repouso, o que contribui para o emagrecimento e a manutenção da forma corporal feminina.

Ademais, o treino de força melhora a sensibilidade da célula à insulina, provocando aumento nos níveis de testosterona, imediatamente após o início do exercício, e sua diminuição ocorre após algumas horas.

Importante saber que a testosterona é um hormônio que, além de nos proporcionar vitalidade, participa de diversos processos do metabolismo. Dessa forma, algumas das funções que dependem do equilíbrio adequado da testosterona são:

- A síntese de proteínas e o ganho de massa muscular, mediante a prática de exercícios físicos;
- Aumento da densidade óssea, prevenindo osteoporose e fraturas;
- Manutenção da saúde do coração;
- Energia e disposição;
- Atuação na libido, excitação e orgasmo.

A menopausa não tratada ainda contribui para a incidência do aumento da pressão arterial, elevando também o risco cardiovascular, já que os estrogênios possuem o efeito cardioprotetor, perdido nessa fase de declínio hormonal. Já o exercício físico contribui para a diminuição da pressão arterial porque reduz a frequência cardíaca de repouso e melhora a eficiência do coração como um todo.

Outra sequela importante, causada pela deficiência estrogênica, é a perda da massa óssea. Isso porque o estrogênio é um hormônio importante na inibição da reabsorção óssea. Assim, há maior risco de desenvolver um quadro de osteopenia e, posteriormente, de osteoporose, o que aumenta o risco para fraturas, comprometendo a qualidade de vida de forma progressiva.

Além do declínio hormonal da menopausa, com o envelhecimento também ocorre a diminuição de um hormônio chamado GH (hormônio do crescimento), o qual apresenta ações em nosso organismo que envolvem:

- A tendência de diminuir o tecido adiposo, redistribuindo a gordura da região central (visceral) para a periférica (subcutânea);
- Aumentar a massa muscular e óssea;
- Elevar o conteúdo de proteínas, sódio, potássio, cálcio e fósforo do organismo;
- Aumentar os níveis da insulina e a intolerância à glicose;
- Melhorar a resposta imunológica;
- Aumentar a função renal;
- Reduzir o colesterol sérico.

Por sua vez, o exercício físico é considerado um potente estimulador da síntese de GH. Fatores como intensidade, volume e frequência dos treinos podem influenciar sua concentração. Outro fato interessante é que o GH tem seus picos de secreção e absorção durante o sono profundo. Nessa fase também há liberação de leptina, hormônio que controla o apetite, e cortisol, de grande importância na regulação da glicose, na degradação de proteínas, no metabolismo de lipídeos e que começa a ser liberado no sono profundo até atingir seu pico no início da manhã.

Assim, investir em treinar e dormir bem é fundamental para potencializar resultados na fase da menopausa e do climatério. Saiba que o GH é responsável pelo aumento da massa muscular em adultos e inclusive a renovação das células da sua pele!

Depois dos 65 anos, 50% das pessoas são parcial ou totalmente deficientes em GH. Por isso, o estímulo muscular, por meio de exercícios com pesos, é muito importante. Ele provoca a liberação desse hormônio, minimizando a sarcopenia, ou seja, a perda de musculatura.

Entre tantos benefícios, o exercício atua estimulando a secreção de endorfinas através de uma região do cérebro chamada hipotálamo. Tais substâncias promovem a sensação de bem-estar e participam da estabilização da temperatura corporal. Assim, treinar contribui otimamente para a melhoria da qualidade de vida, pois, dos sintomas mais comuns do climatério e menopausa, estão as alterações de humor e ondas de calor.

Por tudo isso, fica claro que o estímulo proporcionado pelo treino é fundamental para a liberação de hormônios que ajudam, principalmente, na manutenção e construção da massa muscular e óssea, assim como na distribuição de gordura corporal, manutenção do peso ou emagrecimento. As vantagens são muitas e ainda ajudam no combate a certos sintomas da menopausa e do climatério.

Entretanto, para melhorar ainda mais seus resultados e potencializar os efeitos do exercício, você pode realizar a terapia de reposição hormonal, já que a produção ovariana nunca mais será retomada. Logo, consultar-se com um profissional especializado e dedicado para o público feminino após 40 anos é imprescindível.

OS MELHORES EXERCÍCIOS PARA
a menopausa e climatério

Todos os exercícios têm a sua indicação e os seus objetivos, podendo ser feitos em qualquer idade, na dependência da preferência de cada pessoa, das condições clínicas e físicas, que são individuais, as quais podem permitir ou limitar certos exercícios.

Independentemente de gostos e aptidões, certos exercícios são fundamentais principalmente na segunda metade da vida, pois todos os movimentos que realizamos dependem do trabalho dos nossos músculos. Exatamente por isso que é tão importante evitar a sarcopenia, isto é, a perda de massa muscular.

Hoje, provavelmente, você não deve sentir dificuldades em fazer tarefas simples como andar, subir escadas, sentar e levantar ou pegar uma caixa no alto de um armário.

Como tais tarefas são coisas comuns, banais para quem ainda não está na terceira idade, não damos muito valor. Agora, pare para observar as pessoas idosas sedentárias com 80 ou 90 anos… muitas já andam arrastando os pés, pois não têm mais força muscular e equilíbrio para erguer as próprias pernas. Isso, por exemplo, aumenta notavelmente o risco de quedas e acidentes graves.

Além disso, muitos idosos não conseguem pegar um copo em uma prateleira alta, por causa da falta de mobilidade no ombro. Esses são apenas alguns casos. Com o avançar dos anos e sem os devidos cuidados, tudo pode se tornar um grande obstáculo, fazendo com que a pessoa perca totalmente a autonomia.

Por isso, tenha em mente que você precisará dos seus músculos para tomar banho, se trocar, amarrar os cadarços, controlar suas necessidades, ir ao banheiro sozinha, não se tornar uma mulher idosa e frágil, incapaz de tarefas básicas do dia a dia.

Sem uma massa muscular satisfatória, é impossível envelhecer com dignidade, podendo andar erguida, com os passos firmes, independente, **Rainha da sua vida, no comando das suas escolhas. Isso eu chamo de "descer a ladeira de salto alto"!** Os melhores exercícios para a menopausa são aqueles a fim de aumentar a massa muscular, o que ajuda a estimular o metabolismo e contribui para um peso saudável. Por isso, o treino de força é fundamental para você, e há inúmeras opções para realizá-lo.

A **musculação** é a atividade mais comum e conhecida por todos. Na academia, o treino é segmentado, onde é feito um planejamento para o estímulo a grupos musculares diferentes em cada dia de treino. Para quem nunca treinou nada na vida, é mais fácil fazer exercícios na máquina, pois ela limita os movimentos, o que torna a execução mais simples e o risco de lesão, menor.

Existem também exercícios que não são feitos em aparelhos, o que já exige maior coordenação e concentração. O **treino funcional** visa utilizar movimentos livres de máquinas, que são mais comuns no nosso dia a dia. Por exemplo, agachar é um movimento comum, que precisamos fazer toda vez que algo cai no chão.

Isso é diferente de treinar as pernas sentada em uma cadeira de musculação. Assim, existem inúmeros tipos de movimentos funcionais, desde aqueles que usam apenas o peso do próprio corpo até aqueles que usam equipamentos como fita de suspensão, bola de pilates, elásticos etc.

O grande benefício dos movimentos funcionais é que utilizam o corpo inteiro.

Há o **HIIT**, que significa *high-intensity interval training*, ou treinamento intervalado de alta intensidade. Nesse caso, alternam-se momentos de execução do exercício de forma intensa e momentos de recuperação. Assim, a intenção é chegar ao limite do corpo, descansar rapidamente e repetir.

Um dos HIIT mais conhecidos por todos é o Tabata, protocolo criado por um treinador japonês chamado Izumi Tabata, com o intuito de aumentar a velocidade e a potência de atletas de elite de patinação de velocidade do Japão.

O protocolo consiste em 20 segundos de execução de determinado movimento o mais rápido possível e 10 segundos de descanso. Tudo isso repetido oito vezes. Logo, o Tabata pode ser utilizado com agachamentos, abdominais, flexões e muito mais.

A grande vantagem do treinamento de alta intensidade é que ele é capaz de acelerar o metabolismo não apenas durante o exercício, mas também ao longo do dia, quando estamos em repouso. Por isso, para quem tem pouco tempo para treinar, o HIIT é uma alternativa que pode ser intercalada com a musculação.

O ideal é que você escolha a modalidade que mais gosta de praticar, assim fica mais fácil criar uma rotina prazerosa. Porém, se você não gosta de nada, entenda que treinar força é imprescindível para a sua qualidade de vida em longo prazo, o que faz com que o esforço seja totalmente válido.

Logo, mesmo que você odeie treinar, se esforce para tornar o exercício um hábito diário. Assim, com o tempo você fará de forma automática e sem sofrer. Além disso, lembre-se: tudo evolui, e todo começo é difícil! Independentemente da sua escolha, tenha calma!

Com o tempo, você vai melhorar cada vez mais! Por isso, não precisa se matar de treinar e depois precisar de vários dias de descanso para se recuperar. Respeite seus limites, seu corpo e o seu ritmo, que tudo dará certo!

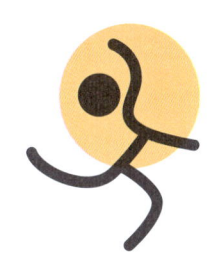

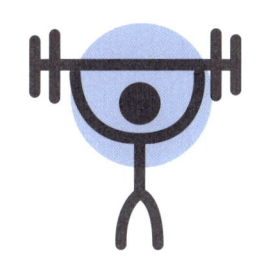

Dicas
PARA COMEÇAR
a treinar

Começar a treinar é mais simples do que parece! Mas é fundamental ter constância. No início, provavelmente você precisará de mais disciplina, foco e persistência. Por isso, tenha um plano e siga-o. Não fique abrindo exceções e elimine as desculpas para não treinar. Organize-se e comece hoje mesmo!

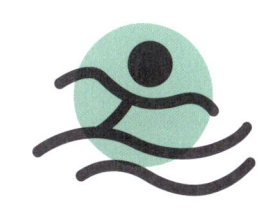

Algumas dicas infalíveis

PARA ORIENTÁ-LA NESSE COMEÇO SÃO:

1 O ideal é que você faça uma avaliação com o seu clínico e certifique-se de que a sua saúde está em ordem antes de começar.

2 Escolha uma modalidade de exercício que se adapte melhor a você, inscreva-se em uma academia e determine os dias e os horários que você irá treinar. Isso é sagrado! Não marque compromissos nessas lacunas! Senão você só vai treinar se der tempo... o que nunca dá, já que sempre temos algo para fazer.

3 Não tem condições de bancar uma academia? Não tem problema! Caminhar e correr na rua é de graça. Claro que não é o melhor exercício para a sua fase após os 40, mas é melhor do que não fazer nada.

4 Nunca treinou? Comece criando o hábito; por exemplo, 15 minutos, três vezes na semana, alternando dias de descanso.

5 Já treina, mas não todos os dias? Que tal aumentar a frequência na semana? Você não precisa fazer o treino de força todos os dias, nem treinar em alta intensidade todas as vezes. Assim, pode aproveitar para alternar com outras modalidades que não desenvolvam força, como caminhada, corrida, natação, dança, aulas de ginástica etc.

6 O ideal é treinar todos os dias; se não for possível, no mínimo cinco vezes na semana! Você pode realizar um descanso ativo caminhando na rua ou no parque, por exemplo. Assim, você se recupera sem ficar totalmente parada e ainda curte a paisagem em um momento de lazer.

7 Tenha calma, evoluir é um processo! Não tente fazer tudo o que você não fez a vida inteira em uma semana.

8 Separe roupas confortáveis, toalha, sua garrafinha de água e talvez até fones de ouvido e uma *playlist* que você goste para motivá-la.

9 Aproveite os momentos de treino para conhecer novas pessoas e fazer amizade com aqueles com os mesmos objetivos que você! Assim, tudo fica mais fácil.

10 Faça o melhor que puder em cada dia! Alguns dias você estará mais cansada e em outros mais disposta... é normal! Faça o máximo que puder, sempre! Por pior que tenha sido seu dia, qualquer treino é melhor do que nenhum. Logo, não se cobre demais.

11 Saia da zona de conforto! Está fácil? Aumente a carga e intensifique o ritmo. Afinal, os resultados são sempre muito melhores quando busca superar seus limites.

12 Não desista! Você verá mudanças realmente importantes após 3 meses de treino consistente. Não comece esperando um milagre. Você não vai emagrecer o que engordou em anos em apenas um mês ou aumentar a massa muscular rapidamente.

13 Transforme o treino em um compromisso. Está cansada? Não pare para pensar! Comece a colocar a roupa, saia de casa, faça o que precisa ser feito, e logo você sentirá aquela sensação de dever cumprido!

14 Não espere o momento ideal para começar a treinar, pois esse momento não existe. Se você ficar esperando começar uma nova semana, vai iniciar o próximo mês, passar as férias, acabar o feriado etc., nunca sairá da estaca zero!

15 Não deixe o tempo passar, mexa-se! Faça o que sabe que precisa ser feito. Sem drama... afinal, você quer ter saúde, não é? Reclamar não vai ajudar.

16 Que tal chamar uma amiga? Uma ajuda e puxa a outra nos dias de desânimo!

17 Você não vai ter vontade de treinar todos os dias. Ninguém acorda motivado todos os dias. É normal! Portanto, tenha disciplina e vá mesmo sem vontade.

18 Comece a observar seu corpo e veja as mudanças que acontecem dia a dia! Fique atenta! Muitas vezes não valorizamos os pequenos detalhes.

19 Nunca pare. Cuidar da saúde, treinar e se alimentar bem são um estilo de vida, e não um processo com começo, meio e fim. Você é seu maior bem, e tratar bem seu corpo é uma jornada para toda a vida.

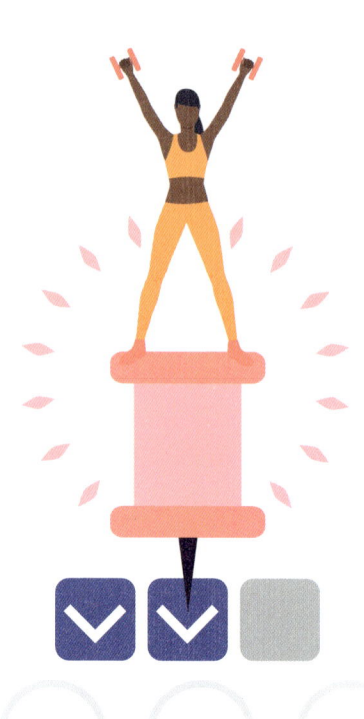

Já está pronta para começar?

Organize agora mesmo a sua agenda de treinos e não abra mão dela por nada. Aproveite esse tempo para se dedicar exclusivamente a você, focar nos exercícios, esvaziar a mente e não pensar em mais nada. A hora do treino é o seu momento!

REFERÊNCIAS

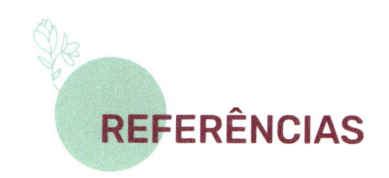

1. American College of Sports Medicine. A quantidade e o tipo recomendados de exercícios para o desenvolvimento e a manutenção da aptidão cardiorrespiratória e muscular em adultos saudáveis. Rev Bras Med Esporte. 1998;4(3).

2. Bailey TG, Cable NT, Aziz N, Atkinson G, Cuthbertson DJ, Low DA, et al. Exercise training reduces the acute physiological severity of post-menopausal hot flushes. J Physiol. 2016;594(3):657-67.

3. Cesário GCA, Navarro AC. O exercício físico em mulheres menopausadas promove a redução do volume da gordura visceral. RBONE. 2008;2(7):20-33.

4. Cruzat VF, Donato Júnior J, Tirapegui J, Schneider CD. Hormônio do crescimento e exercício físico: considerações atuais. Braz J Pharm Sci. 2008;44(4):549-62.

5. Earnest CP, Johannsen NM, Swift DL, Lavie CJ, Blair SN, Church TS. Dose effect of cardiorespiratory exercise on metabolic syndrome in postmenopausal women. Am J Cardiol. 2013;111(12):1805-11.

6. Fases do sono. Espaço Aberto. [acesso em março de 2021]. Disponível em: https://www.usp.br/espacoaberto/?materia=fases-do-sono

7. Ginzbarg D, Teixeira RJ, Dimetz T, Henriques JLM, Oliveira HC. Terapia de Reposição Hormonal Contínua na Pós-Menopausa: Ênfase no Hormônio do Crescimento, Insulina, Fator de Crescimento Semelhante à Insulina I (IGF-I) e Proteína Ligadora 3 do IGF (IGFBP-3). Arq Bras Endocrinol Metab. 2001;45(4):390-400.

8. Kelley GA, Kelley KS, Kohrt WM. Exercise and bone mineral density in premenopausal women: a meta-analysis of randomized controlled trials. Int J Endocrinol. 2013;2013:741639.

9. Kline CE, Irish LA, Krafty RT, Sternfeld B, Kravitz HM, Buysse DJ, et al. Consistently high sports/exercise activity is associated with better sleep quality, continuity and depth in midlife women: the SWAN sleep study. Sleep. 2013;36(9):1279-88.

10. Lima PC, Brito LC, Nojosa J. O efeito do exercício físico em mulheres na menopausa: uma revisão de literatura. RCEF. 2016;11:20-4.

11. Monteiro MF, Sobral Filho DC. Exercício físico e o controle da pressão arterial. Rev Bras Med Esporte. 2004;10(6):513-6.

12. Moreira HMC. Climatério, tratamento e a prática de exercícios físicos: uma revisão da literatura. Belo Horizonte. Monografia [Especialização em Saúde da Família] – Universidade Federal de Minas Gerais; 2010.

13. Nunes PRP, Barcelos LC, Oliveira AA, Furlanetto Júnior R, Martins FM, Orsatti CL, et al. Effect of resistance training on muscular strength and indicators of abdominal adiposity, metabolic risk, and inflammation in postmenopausal women: controlled and randomized clinical trial of efficacy of training volume. Age (Dordr). 2016;38(2):40.

14. Oliveira B, Aguiar L, Junio J, Neto A. Respostas hormonais ao exercício físico: uma revisão das alterações na testosterona e cortisol. Movimenta. 2018;7(4):838-45.

15. Souza PN. Os benefícios da atividade física regular na prevenção ou redução da gordura visceral na menopausa. Rio de Janeiro. Monografia [Graduação em Educação Física] – Centro Universitário Hermínio da Silveira; 2017.

16. Tabata I, Nishimura K, Kouzaki M, Hirai Y, Ogita F, Miyachi M, et al. Effects of moderate-intensity endurance and high-intensity intermittent training on anaerobic capacity and VO2max. Med Sci Sports Exerc. 1996;28(10):1327-30.

17. Watson SL, Weeks BK, Weis LJ, Harding AT, Horan SA, Beck BR. High-Intensity Resistance and Impact Training Improves Bone Mineral Density and Physical Function in Postmenopausal Women With Osteopenia and Osteoporosis: The LIFTMOR Randomized Controlled Trial. J Bone Miner Res. 2018;33(2):211-20.

18. Zanesco A, Zaros PR. Exercício físico e menopausa. Rev Bras Ginecol Obstet. 2009;31(5):254-61.

6

VOCÊ DEVE SABER ISTO SOBRE O USO DE FITOTERÁPICOS NA MENOPAUSA

"O uso de plantas para tratar o climatério e a menopausa é uma alternativa, pois podem aliviar alguns sintomas, mas não substituem a reposição hormonal."

Dra. Vanderléa Coelho

Em primeiro lugar, vale ressaltar que os sintomas da menopausa são ocasionados pela falta de hormônio. Portanto, o que resolve o problema de forma mais efetiva é, justamente, repor o que está faltando. Ou seja, a terapia de reposição hormonal.

Entretanto, muitas mulheres não querem, não podem ou mesmo não têm um médico de confiança para usar hormônios no tratamento. Por isso, as plantas são uma alternativa e podem ser utilizadas no auxílio do tratamento dos sintomas.

Existem inúmeras substâncias e dosagens que podem ser usadas, e a prescrição varia de caso a caso. Logo, o ideal é procurar o auxílio de um médico para determinar quais são as melhores combinações e dosagens para você.

Infelizmente, o consumo de fitoterápicos e de plantas medicinais carrega a crença de que "se é natural, não faz mal". Porém, isso é um mito, e tais substâncias, quando usadas de forma inadequada, podem causar diversas reações, como qualquer outro medicamento.

O QUE SÃO OS *fitoterápicos?*

Você sabe a diferença entre fitoterápico e planta medicinal? As plantas medicinais, tradicionalmente usadas como remédio, são aquelas capazes de aliviar ou curar enfermidades. Para usá-las, é preciso conhecer a planta, saber onde colhê-la e prepará-la para o consumo. Normalmente é utilizada na forma de chás e infusões.

Quando a planta medicinal é industrializada a fim de produzir um medicamento, passa a ser chamada de fitoterápico. Dessa forma, a partir de porções de algumas plantas, como folhas, caules, raízes e sementes, são extraídos compostos para a produção de medicamentos fitoterápicos. Ou seja, certas plantas possuem ação medicinal e curativa, com efeito farmacológico.

O processo de industrialização evita contaminações por microrganismos e substâncias estranhas, deixando-os seguros e próprios para o uso. Além disso, serve para padronizar a quantidade e a forma certa de utilização, proporcionando maior segurança de uso.

Portanto, a comercialização dos fitoterápicos é regularizada pela Anvisa (Agência Nacional de Vigilância Sanitária).

Os medicamentos fitoterápicos são definidos pela Anvisa como aqueles obtidos a partir de derivados exclusivamente vegetais. Além disso, é preciso saber os riscos, os mecanismos de ação e os locais de ação no nosso corpo. Com isso, todo fitoterápico deve ter sua ação comprovada por meio de estudos farmacológicos e toxicológicos antes de receber o registro.

Além disso, a indústria prepara os fitoterápicos, por isso passam por testes de qualidade e precisam ter registro da Anvisa. Também apresentam dose preconizada de acordo com o fabricante.

Por fim, os fitoterápicos também podem ser produzidos em farmácias de manipulação autorizadas pela vigilância sanitária e devem ser prescritos por profissionais habilitados.

A DIFERENÇA DOS FITOTERÁPICOS
para os hormônios

Apesar da utilização de plantas ser uma alternativa para aliviar os sintomas da menopausa, os fitoterápicos não resolvem a causa do problema, que é o declínio hormonal. Logo, ajudam a minimizar os desconfortos, mas não substituem a reposição hormonal. Além disso, é preciso testar e avaliar, já que cada mulher responde de uma forma. Por fim, não podemos esquecer que o tratamento completo é um conjunto de várias ações e que não basta fazer o uso de plantas para tratar a menopausa se você não fizer todo o resto do processo.

Sendo assim, mesmo quem opta e pode fazer a modulação hormonal, é preciso adotar um estilo de vida saudável. Portanto, alimentação certa e exercício físico regular são essenciais para que tudo dê certo.

OS FITOTERÁPICOS
mais usados

São inúmeros os fitoterápicos disponíveis. Falarei aqui dos mais frequentes para aliviar os sintomas da menopausa:

– **Isoflavona:** ajuda no calorão e na insônia. Tem ação estrogênica fraca, por isso sua utilização deve ser avaliada por um médico, caso já tenha tido algum tipo de câncer estrogênio-dependente. Não deve ser usada se você já tem problemas na tireoide e usa levotiroxina. O uso de tal planta pode interferir na conversão hormonal da tireoide. O efeito colateral mais comum é o desconforto gastrintestinal, isto é, constipação, distensão abdominal, gases, vômitos e diarreia.

– ***Cimicifuga racemosa* (Black Cohosh):** pode auxiliar no calorão e na insônia. Apresenta ação estrogênica fraca, por isso sua utilização deve ser avaliada por um médico, caso já tenha tido algum tipo de câncer estrogênio-dependente. Não deve ser utilizada caso já tenha problemas no fígado, pois há relatos de toxicidade hepática. O efeito colateral mais comum é o desconforto gastrintestinal, isto é, constipação, distensão abdominal, gases, vômitos e diarreia.

- **Maca peruana:** estimula a produção do hormônio testosterona e do DHEA (precursor da testosterona). Assim, aumenta o desejo, equilibra o estresse e melhora o humor, a energia, a massa muscular e consequentemente o peso.

- ***Tribulus terrestris:*** estimula a produção de testosterona e de óxido nítrico. Este último é um vasodilatador que aumenta a irrigação da pelve, o que favorece a excitação. Além de melhorar a libido, auxilia no humor, no aumento da energia, na massa muscular e, logo, no peso. Pode ter efeitos colaterais como acne, oleosidade e queda de cabelo.

- ***Valeriana officinalis:*** ajuda na ansiedade, irritabilidade e insônia. Diminui a atividade cerebral, por isso relaxa, diminui a pressão arterial e a frequência cardíaca. Não deve ser utilizada se você tiver pressão baixa.

- ***Passiflora incarnata:*** auxilia na ansiedade, irritabilidade e insônia. Atua no sistema nervoso central, produzindo efeito sedativo, por isso ajuda no sono. Não deve ser utilizada junto com bebidas alcoólicas, já que há potencialização dos seus efeitos.

- ***Hypericum perforatum:*** ajuda na depressão. Estudos indicam que essa planta pode agir na modulação da produção de citocinas e na expressão de receptores serotoninérgicos. Por isso, é preciso tomar muito cuidado se você já toma algum antidepressivo, como fluoxetina, sertralina, entre outros, que atuam da mesma forma. O uso de hipérico, junto com antidepressivos inibidores da recaptação de serotonina, pode potencializar o efeito, levando ao que chamamos de síndrome serotoninérgica. Portanto, o melhor é não utilizar essa planta se você se enquadra nesse caso.

- **Oenothera biennis (óleo de prímula):** auxilia na pressão arterial devido à vasodilatação arterial. Possui ação antiagregante, isto é, ação antitrombótica. Apresenta também ação anti-inflamatória, reduz o colesterol, melhora a imunidade, mantém a pele saudável e hidratada e, por isso, ajuda no envelhecimento ou ressecamento da pele.

- **Garcinia cambogia:** contribui para o controle do apetite, diminuindo a absorção de glicose, e apresenta efeito antiadipogênico. Assim, regula a produção de leptina e insulina, importantes para o controle da fome, ajuda a emagrecer e, portanto, diminui a barriga na menopausa.

- **Ginkgo biloba:** aumenta o fluxo sanguíneo e, consequentemente, melhora a oferta de oxigênio para as células. Protege os tecidos dos danos da falta de oxigênio, ou seja, a hipóxia. Também inibe a agregação plaquetária. Indicado para vertigens e zumbidos ocasionados por distúrbios circulatórios, melhora distúrbios circulatórios periféricos, isto é, cãibras, e ajuda na insuficiência vascular cerebral, por isso auxilia na memória. Deve ser usado com cuidado por pacientes com distúrbios de coagulação ou em uso de anticoagulantes ou antiplaquetários.

- ***Uncaria tomentosa* (unha-de-gato):** disponível no SUS para dores articulares. Usada no tratamento da inflamação articular, isto é, osteoartrite e artrite reumatoide. Há estudos demonstrando que o uso por tempo prolongado, ou seja, 8 semanas, resulta em queda dos níveis de estradiol e progesterona no soro. Portanto, é preciso tomar cuidado! Você pode melhorar da dor, mas piorar de outros sintomas, devido à queda hormonal.

- ***Cynara scolymus* (alcachofra):** também disponível no SUS, é indicado para má digestão, gases e desconforto abdominal. Facilita a digestão e alivia o desconforto abdominal, gases e náuseas, resultantes da deficiência na produção e eliminação da bile.

- ***Yam mexicano*:** também conhecido como inhame selvagem ou inhame mexicano, pode auxiliar no controle de alguns sintomas da menopausa, como a perda de libido e as ondas de calor.

- ***Rhodiola rosea*:** tem ação antiestresse e ajuda a regular o cortisol, aumentando a produção do DHEA, precursor de testosterona.

Por fim, as plantas têm mais de uma ação, ou seja, além das citadas, cada uma atua em muitos outros aspectos do organismo. Além disso, os efeitos colaterais dependem muito da sensibilidade individual.

CHÁ DE AMORAS – *a "medicina popular"*

A amora veio do Oriente e se adaptou muito bem ao nosso clima. Portanto, é facilmente encontrada em feiras e pode até ser plantada em casa. Justamente pelo fato de ser bastante acessível, tem se tornado mais popular, dia após dia.

Assim, o chá de amoras vem sendo utilizado por muitas mulheres, não somente como tratamento para os calores da menopausa, mas também como anti-inflamatório, antioxidante, anticâncer, diurético, para o rim e para o fígado.

De acordo com os relatos, algumas mulheres acham que esses chás ou cápsulas funcionam na menopausa, e outras dizem que não tem resultados. Então, não se sabe se funciona ou se é o chamado efeito placebo, que é acreditar que funciona e com isso melhora. Agora, não é porque funcionou para sua amiga que vai funcionar para você!

Este é o grande cuidado que se deve ter ao tomar ou pensar em tomar chá de amoras para menopausa: acreditar que se está tratando da menopausa, e na verdade não.

Afinal, muitas mulheres acabam utilizando-o porque têm muitas dúvidas em relação à reposição hormonal, não se sentem seguras, não têm um profissional que as apoie e não sabem quando devem fazer ou não, ou mesmo o tipo de reposição ideal.

Lembre-se: na dúvida, sempre busque o profissional preparado para o climatério e a menopausa!

Mas o que há no chá de amoras?
SAIBA QUE ELE É COMPOSTO POR:

- Antioxidantes;
- Vitaminas;
- Minerais;
- Fitoestrogênios – embora haja controvérsias na literatura quanto a isto. Essas substâncias apresentam ação estrogênica fraca;
- Fitoesteróis.

QUAIS SÃO OS BENEFÍCIOS DO CHÁ DE AMORAS?

As vantagens estão relacionadas às propriedades da sua composição: magnésio, cálcio, ferro, vitaminas A, C e K, de ação antioxidante e fitoestrógenos. Logo, contribui para a melhora de alguns sintomas da menopausa. **Mas o que dizem os estudos?**

Estudos envolvendo extrato de amoras em ratas, cujos ovários foram removidos, foram divergentes, sem consenso sobre os efeitos do extrato de amoras. Por isso, o essencial é saber que tudo pode acontecer. Dependendo da mulher, os resultados podem aparecer satisfatoriamente ou não. Logo, pode haver ação estrogênica fraca ou não.

Além disso, não há estudos em humanos, pois os fármacos derivados de plantas não podem ser patenteados. Assim, a indústria farmacêutica não tem interesse em investir nesse tipo de estudo.

O chá de amora tem efeitos colaterais?

Tudo em excesso pode gerar efeitos colaterais, até mesmo água. Dessa forma, alguns efeitos desagradáveis são descritos, porém não são comuns, como:

- Diarreia;
- Náuseas;
- Vômitos;
- Hipoglicemia.

AFINAL, O CHÁ DE AMORAS SERVE *para tratar a menopausa?*

Na medicina popular, há relatos de mulheres que tiveram alívio de sintomas, como, por exemplo, o calorão. Porém, nada é realmente comprovado. Assim, não se sabe se o efeito é apenas placebo.

Portanto, mesmo que você se sinta bem consumindo, o chá de amoras não tem a capacidade de alterar positivamente todo o conjunto de alterações ocasionadas pela falência hormonal. Chás são bem-vindos, porém não podem ser a única estratégia.

A menopausa é uma fase extremamente complexa, e a melhor forma de tratá-la é adotando um estilo de vida saudável.

Os fitoterápicos são opções para quem não pode, não quer, não tem quem faça uma reposição hormonal, para quem está fora da janela de oportunidade, mas você deve estar ciente de que eles podem melhorar ou não os sintomas e não vão repor, da mesma forma que os hormônios, o que o seu corpo pode estar precisando.

REFERÊNCIAS

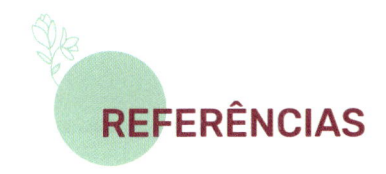

1. Alonso J. Tratado de Fitofármacos y Nutracéuticos. Rosário: Corpus; 2004.

2. Alonso JR. Tratado de fitomedicina. 1. ed. Buenos Aires: Isis Ediciones; 1998.

3. Ávila LC. Índice terapêutico fitoterápico – ITF. 2. ed. Petrópolis; 2013.

4. Beer A-M, Osmers R, Schnitker J, Bai W, Mueck AO, Meden H. Efficacy of black cohosh (Cimicifuga racemosa) medicines for treatment of menopausal symptoms - comments on major statements of the Cochrane Collaboration report 2012 "black cohosh (Cimicifuga spp.) for menopausal symptoms (review)". Gynecol Endocrinol. 2013;29(12):1022-5.

5. Bieski IGC. Utilização de medicamentos fitoterápicos com ênfase na Uncaria tomentosa Will D.C., dispensados em farmácias de manipulação na grande Cuiabá. Lavras. Tese. Universidade Federal de Lavras; 2006.

6. Brasil. Agência Nacional de Vigilância Sanitária. Memento Fitoterápico da Farmacopeia Brasileira. 1. ed. Brasília, DF: 2016.

7. Brasil. Farmacopéia brasileira. 4. ed. Brasília, DF: 1996.

8. British Herbal Pharmacopoeia 1983. Londres: British Herbal Medicine Association; 1983.

9. Cairo N. Guia de Medicina Homeopática. 21. ed. São Paulo: Livraria Teixeira; 1983.

10. Castañeda O, León G, León D, Calvohe A, Chávez J, Escalante J, et al. Uña de gato en artritis reumatóide: estúdio doble cego, en comparación com placebo. Rev Peru Reum. 1998;4(1):15-21.

11. Cheng G, Wilczek B, Warner M, Gustafsson JA, Landgren BM. Isoflavone treatment for acute menopausal symptoms. Menopause. 2007;14(3 Pt 1):468-73.

12. Coimbra R. Manual de fitoterapia. 2. ed. Belém: Edições CEJUP; 1994.

13. Costa AF. Farmacognosia. Volume 1. Lisboa: Fundação Gulbenkian Calouste; 1994.

14. Esteves EA, Monteiro JBR. Efeitos benéficos das isoflavonas de soja em doenças crônicas. Rev Nutr. 2001;14:43-51.

15. Ferro VO. Farmacognosia. Rev Bras Cienc Farm. 2004;443.

16. Garcia AA. Fitoterapia: vademecum de prescripción. Plantas medicinales. 3. ed. Barcelona: Masson, 1998.

17. Guidoni C, Figueiredo FT, Silva AG. Plantas contendo isoflavonas no tratamento da síndrome da menopausa e nos distúrbios do climatério. Natureza on Line. 2007;5(1):25-9.

18. Khodor S, Feldman M. A Delayed Case of Black Cohosh Associated Drug-Induced Liver Injury. J Medical Case Rep. 2018.

19. Kim M, Lim H-S, Lee H-H, Kim T-H. Role Identification of Passiflora Incarnata Linnaeus: A Mini Review. J Menopausal Med. 2017;23(3):156-9.

20. Lappe JM, Travers-Gustafson D, Davies KM, Recker RR, Heaney RP. Vitamin D and calcium supplementation reduces cancer risk: results of a randomized trial. Am J Clin Nutr. 2007 Jun;85(6):1586-91.

21. Lima CM, Lima AK, Melo MGD, Serafini MR, Oliveira DL, Almeida EB, et al. Bioassay-guided evaluation of Dioscorea villosa – an acute and subchronic toxicity, antinociceptive and anti-inflammatory approach. BMC Complement Altern Med. 2013;13:195.

22. Lopes CMC, Celestino CA, Hayashida SAY, Halbe HW, Dolce RB, Correia L. Função hepática em mulheres menopausadas tratadas com extrato seco padronizado do rizoma e raízes de Cimicifuga racemosa L. Rev Bras Med. 2009;66(8):254-9.

23. Manda VK, Avula B, Ali Z, Wong Y-H, Smillie TJ, Khan IA. Characterization of in Vitro ADME Properties of Diosgenin and Dioscin from Dioscorea villosa. Planta Med. 2013;79(15):1421-8.

24. Medical Economics. PDR for Herbal Medicines. 1. ed. Physicians Desk Reference Inc; 1998.

25. Mirabi P, Mojab F. The effects of valerian root on hot flashes in menopausal women. Iran J Pharm Res. 2013;12(1):217-22.

26. Nahás EAP, Nahás Neto J, De Luca LA, Traiman P, Pontes A, Dalben I. Efeitos da isoflavona sobre os sintomas climatéricos e o perfil lipídico na mulher em menopausa. Rev Bras Ginecol Obstet. 2003;25(5):337-43.

27. Naser B, Schnitker J, Minkin MJ, de Arriba SG, Nolte K-U, Osmers R. Suspected black cohosh hepatotoxicity: no evidence by meta-analysis of randomized controlled clinical trials for isopropanolic black cohosh extract. Menopause. 2011;18(4):366-75.

28. Noldin VF, Cechinel Filho V, Delle Monache F, Benassi JC, Christmann IL, Pedrosa RC, et al. Composição química e atividades biológicas das folhas de Cynara scolymus L. (alcachofra) cultivada no Brasil. Química Nova. 2003;26(3):331-4.

29. Norman AW, Frankel JB, Heldt AM, Grodsky GM. Vitamin D deficiency inhibits pancreatic secretion of insulin. Science. 1980;209(4458):823-5.

30. Okereke O, Singh A. The role of vitamin D in the prevention of late-life depression. J Affect Disord. 2016;198:1-14.

31. Postigo S, Lima SM, Yamada SS, dos Reis BF, da Silva GM, Aoki T. Assessment of the Effects of Tribulus Terrestris on Sexual Function of Menopausal Women. Rev Bras Ginecol Obstet. 2016;38(3):140-6.

32. Schawenberg P, Paris F. Guia de las Plantas Medicinales. Omega; 1980.

33. Shams T, Setia MS, Hemmings R, McCusker J, Sewitch M, Ciampi A. Efficacy of black cohosh-containing preparations on menopausal symptoms: a meta-analysis. In: Database of Abstracts of Reviews of Effects (DARE): Quality-assessed Reviews [Internet]. York: Centre for Reviews and Dissemination; 1995-.

34. Silva FM, Corrêa LS, Boliani AC, Santos PC. Enxertia de mesa de Passiflora edulis Sims f. flavicarpa Deg. sobre Passiflora alata Curtis, em ambiente de nebulização intermitente. Rev Bras Frutic. 2005;27(1):98-101.

35. Singh S, Nair V, Gupta YK. Evaluation of the aphrodisiac activity of Tribulus terrestris Linn. in sexually sluggish male albino rats. J Pharmacol Pharmacother. 2012;3(1):43-7.

36. Soares AD. Dicionário de medicamentos homeopáticos. 1. ed. São Paulo: Santos Livraria Editora; 2000.

37. Soares CN. Insônia na menopausa e perimenopausa: características clínicas e opções terapêuticas. Rev Psiquiatr Clín. 2006;33(2):103-9.

38. Teske M, Trentini AMM. Herbarium: Compêndio de Fitoterapia. 3. ed. Curitiba: 1997.

39. Wolff LPG, Martins MR, Bedone AJ, Monteiro IMU. Avaliação do endométrio em menopausadas após uso de isoflavonas. Rev Assoc Med Bras. 2006;52:419-23.

40. World Health Organization, WHO Consultation on Selected Medicinal Plants, WHO Consultation on Selected Medicinal Plants. WHO monographs on selected plants. 1. ed. Ravello-Salerno: World Health Organization; 1999.

ESTES SÃO OS SUPLEMENTOS QUE EU INDICO PARA ESSA FASE DA VIDA

"O estado nutricional insuficiente acarreta uma série de distúrbios e sintomas para a nossa máquina humana."

Dra. Vanderléa Coelho

Como o próprio nome já diz, os suplementos têm função complementar. Portanto, de nada adianta fazer uso deles se você não mantiver uma alimentação balanceada, que combine com o seu metabolismo após os 40 anos, na fase do climatério e menopausa. Assim sendo, são complementos e não substitutos, os quais, para seu melhor proveito, devem ser utilizados quando necessário.

O QUE SÃO SUPLEMENTOS
e quando usá-los

Os suplementos têm a função de complementar a alimentação e fornecer nutrientes que podem estar faltando, como vitaminas, minerais, fibras, ácidos graxos e aminoácidos, otimizando o funcionamento do organismo.

Mas não esqueça que não tem sentido buscar suplementos antes de adotar a alimentação certa para a sua fase de menopausa e climatério. Logo, uma suplementação adequada é importante para os seguintes fatores:

- Ajudar no metabolismo celular, otimizando a formação de energia no interior de cada célula;
- Melhorar o humor, uma vez que ajuda a formar neurotransmissores que controlam a depressão, a ansiedade e a irritabilidade;
- Beneficiar o sono, por meio de ação indireta dos neurotransmissores e ação direta na formação da melatonina;
- Facilitar o relaxamento dos vasos sanguíneos e, assim, melhorar a pressão arterial;
- Auxiliar na contração muscular, beneficiando a movimentação do dia a dia e maior *performance*;
- Ajudar na recuperação pós-exercício;
- Contribuir para o bom funcionamento da tireoide;
- Reduzir o estresse;
- Diminuir dores e câimbras;
- Promover ação antioxidante, reduzindo os radicais livres, o que leva a menor agressão celular;
- Ajudar na formação dos ossos;
- Equilibrar a flora intestinal;
- Ajudar na pele, nos cabelos e nas unhas;
- Auxiliar no metabolismo e aumento de massa muscular, ajudando a emagrecer.

Por isso, é interessante suplementar na menopausa nas seguintes situações:

Se houver baixa ingesta de vitaminas, minerais e fibras (geralmente, mulheres que comem poucas verduras, legumes e frutas, e que se alimentam basicamente de carboidratos refinados);

Em quadro de disbiose intestinal (intestino preso, diarreia, excesso de gases) na qual há desequilíbrio da flora intestinal. Ainda, se há má digestão, quando não se digerem os alimentos e se absorvem menos os nutrientes;

Se for vegetariana ou vegana, podendo faltar aminoácidos, ferro, B12 e cálcio;

Se fez cirurgia bariátrica, reduzindo a capacidade de absorção de micronutrientes;

Quando os cabelos caem, não crescem, se as unhas estão frágeis e lascam e se a sua pele está sem viço;

Se leva uma vida estressante e constantemente vive cansada;

Se treina e se sente mais fatigada, demorando para se recuperar;

Quando sua memória está ruim;

Se sofre alteração do humor;

Se tem doenças com frequência, como gripes e resfriados, o que indica baixa imunidade;

Se está dormindo mal (insônia);

Se tem baixa massa muscular e sente menos força (sarcopenia);

Se está com osteoporose ou osteopenia;

Se apresenta muitas dores no corpo;

Se tem formigamento de mãos e pés;

Se sente tonturas para levantar e fazer esforço;

Se bebe muito álcool;

Se utiliza anticoncepcional, o que também pode depletar micronutrientes, como complexo B.

Entretanto, se você tem uma alimentação saudável, variada e sem restrições e se sente superbem no geral, provavelmente não há necessidade de suplementação. Mas, se você faz tudo isso certo e ainda tem as queixas que já citei, isso pode ser sinal de alguma deficiência nutricional ou de maior necessidade de nutrientes. Logo, é preciso suplementar, testar e ver como você se sente.

SUPLEMENTOS QUE AJUDAM NOS
sintomas da menopausa

Como acabei de dizer, grande parte do aporte de vitaminas, minerais, fibras, ácidos graxos e aminoácidos deve ser proveniente de uma alimentação certa na menopausa. Porém, a falta de alguns micronutrientes é capaz de causar uma série de disfunções nos processos celulares. Por isso, listo a seguir alguns, entre tantos suplementos, que considero imprescindíveis para turbinar a sua saúde nessa fase de climatério e menopausa.

AS VITAMINAS DO COMPLEXO B ("UM COMBO")

- **B1, B2, B3, B5, B6 e B7:** são importantes para o metabolismo, proporcionando que os macronutrientes sejam aproveitados de melhor forma para gerar a energia necessária à manutenção do nosso corpo. Sendo assim, são essenciais para fonte de energia, construção, reparação e ainda agem nas bainhas dos nervos, possibilitando a troca de impulsos nervosos entre eles;

- **B2, B3 e B6:** são poderosos antioxidantes. Além disso, a B6 é importante para a formação de neurotransmissores que afetam o humor;
- **B7:** essencial para a saúde da pele, cabelos e unhas;
- **B6:** importante para formar as células vermelhas do sangue;
- **B9:** necessária para a manutenção do sistema imune, circulação e sistema nervoso. Também reduz risco de infarto, câncer de colo e mama, aterosclerose, garante também a saúde do cabelo e pele. Além de tudo, é fundamental para o bom funcionamento do fígado;
- **B12:** é imprescindível para formar as células vermelhas do sangue e a bainha que reveste os nervos e para a redução do risco de câncer;
- **B6, B9 e B12:** participam de fases importantes no fígado para a metabolização de hormônios, o que interfere no risco para câncer de mama.

MAGNÉSIO

É o segundo mineral mais abundante no corpo. É um cofator, que participa de mais de 300 funções celulares essenciais para o bom funcionamento das células e do organismo. Participa da síntese de proteínas, manutenção dos ossos, tem funções musculares e nervosas, atua na pressão arterial, na formação de neurotransmissores, no metabolismo e na produção de energia. Seguem 10 indicações do magnésio:

1. Melhora das funções cerebrais, ajudando na memória e no aprendizado, diminuindo o risco para mal de Alzheimer;
2. Ajuda nas crises de enxaqueca, pois causa dilatação dos vasos e melhora do fluxo sanguíneo;
3. Reduz a pressão arterial e risco para acidente vascular cerebral, pois causa relaxamento dos vasos sanguíneos;
4. Contribui para redução do diabetes tipo 2, pois atua melhorando a sensibilidade da insulina;
5. Atua nas alterações do humor, ansiedade, sintomas da tensão pré-menstrual se associado à vitamina B, pois ajuda a formar neurotransmissores;
6. Importante para a prevenção de osteopenia e osteoporose, age na formação de células formadoras de ossos que são os osteoblastos;
7. Atua na contração muscular, incluindo a cardíaca, e na formação de energia (ATP), aumentando a *performance* e prevenindo câimbras;
8. Ajuda na digestão e no refluxo, com ação antiácida e laxativa;
9. Participa da formação de energia, atuando no metabolismo de carboidratos, proteínas e gorduras;
10. Estimula as células de defesa, melhorando a imunidade e ajudando no estresse.

SELÊNIO

- Capaz de combater os radicais livres, é um poderoso antioxidante, que reduz inflamações, cânceres e outras doenças;
- Ajuda no funcionamento da tireoide, por meio da conversão de hormônios. Por isso, também auxilia no metabolismo e, assim, no controle do peso;
- Atua estimulando o sistema imune;
- Protege de doenças neurodegenerativas, devido à ação antioxidante;
- Previne doenças cardiovasculares, uma vez que reduz a oxidação/inflamação e diminui as placas de ateroma;
- Se você come uma castanha-do-pará todo dia, não é preciso suplementar o selênio.

VITAMINA K2

- Ajuda na fixação de cálcio na matriz óssea, reduzindo risco para perda óssea, osteoporose e fraturas;
- Fundamental para a redução do risco cardiovascular, pois impede a fixação de cálcio na parede arterial.

ZINCO

- De ação antioxidante, diminui inflamações e, portanto, reduz o risco de doenças como o Alzheimer;

– Ajuda no sistema imune, aumentando as células de defesa;
– Reduz riscos para cânceres;
– Importante para o funcionamento da tireoide;
– Atua na saúde da pele, diminuindo a acne e a oleosidade.

FERRO

– Faz parte da fabricação das células do sangue;
– Juntamente com a hemoglobina, atua transportando o oxigênio;
– Previne a anemia;
– Ajuda na produção de colágeno e elastina;
– Auxilia no sistema imune, diminuindo o risco de doenças;
– Atua regulando neurotransmissores cerebrais.

Atenção! O ferro compete com o cálcio quando tomados ao mesmo tempo. Por isso, não é interessante suplementar ambos, simultaneamente.

A mulher que tem ciclos menstruais, com hemorragias nessa fase, tem mais chances de ter baixas reservas de ferro, podendo evoluir para anemias e outras complicações de saúde, por isso fique de olho em sua reserva de ferro. Dosar a ferritina no sangue é uma forma de acompanhar a sua reserva de ferro.

Por que a vitamina D
NÃO PODE FALTAR:

A vitamina D, apesar de estar aqui listada como suplemento, pois foi assim denominada por muitos anos, desde a sua descoberta, é um hormônio esteroide que controla mais de 3 mil genes presentes em todas as células do organismo.

Ela é indispensável para o funcionamento do corpo humano, mas pelo estilo de vida moderna ficou cronicamente deficiente; consequentemente, a suplementação dela se tornou imprescindível para a grande maioria da população mundial.

A principal fonte natural para se obter níveis satisfatórios é a exposição ao sol. Com a diminuição dessa exposição e o uso crescente de protetores solares, tudo contribuiu para o crescente aumento da deficiência de vitamina D em todo o mundo.

Para identificar o seu nível de deficiência e a necessidade de suplementar ou não e, ainda, o quanto repor, deve-se dosar a 25-OH-vitamina D no sangue. Em alguns casos o seu médico pode achar necessário dosar a 1,25-OH, a forma ativa da vitamina D.

Para combater a deficiência de vitamina D, é preciso ser proativa, adotando um estilo de vida com exposição à luz solar. Essa exposição é responsável por cerca de 90% da produção e pode ser feita no horário das 11 às 15 horas, cerca de 25% da área corporal como braços e pernas por 15 a 20 minutos, no mínimo três vezes na semana.

Porém, se a exposição ao sol não for possível ou não for suficiente, você deve receber a suplementação, a qual deve ser feita por um profissional da área da saúde capacitado para prescrever a quantidade certa, a fim de que você obtenha níveis satisfatórios no sangue e, depois, adapte a dose à fase de manutenção.

Não recomendo que você faça essa suplementação sozinha, e sim com um médico habilitado, pois o excesso pode lhe trazer sérias complicações. Uma delas é o excesso de cálcio absorvido no intestino pela vitamina D, o qual pode causar um quadro de hipercalcemia, no qual o cálcio pode se depositar em órgãos como rins e artérias.

Em doses ideais, você estará prevenida de inúmeras doenças crônicas decorrentes do déficit de vitamina D. Assim, há três formas para melhorar a sua deficiência: a exposição solar, a suplementação e a alimentação.

A alimentação é responsável por uma pequena quantidade de vitamina D. Alimentos como salmão, sardinha, atum, óleo de fígado de bacalhau, cogumelo *shitake* e gema de ovo apresentam vitamina D.

Uma superproteína: WHEY PROTEIN

O Whey Protein mais comum é a proteína do soro do leite. Sendo assim, ela é extraída durante o processo de fabricação do queijo. Porém, ao longo do tempo, desenvolveu-se também o Whey de origem vegetal. Logo, em ambos os casos e processos, são extraídas somente as proteínas.

Portanto, o Whey é um suplemento derivado de proteínas, composto por aminoácidos essenciais, ou seja, aqueles que o nosso corpo não consegue fabricar, mas que precisa deles para fabricar os aminoácidos não essenciais.

Esse conjunto de aminoácidos são necessários para vários processos celulares. Além disso, contém o mínimo teor de carboidratos sem adição de gorduras, o que o torna um suplemento muito interessante para o dia a dia.

EXISTEM *três tipos* de WHEY,

que se diferenciam pelo processo de extração. Sendo assim, aquele que passa por maior processamento tem maior pureza, qualidade e, consequentemente, maior preço. São eles:

1 *Concentrado:* mais básico, mais acessível quanto ao preço, composto por proteínas, carboidratos, contém lactose e sua digestão não é boa;

2 *Isolado:* sem lactose e com baixíssimo teor de carboidratos;

3 *Hidrolisado:* as proteínas são quebradas, por isso sua digestibilidade é maior.

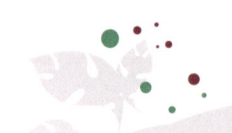

Portanto, o ideal é consumir o isolado e o hidrolisado para obter melhores resultados.

Os benefícios na menopausa:

Colágeno:
ajuda na firmeza da pele e sustentação e reduz a flacidez;

Unhas e cabelos:
crescimento e firmeza;

Ossos e cartilagens:
contribui para formar e manter. Além disso, ajuda a prevenir e tratar problemas;

Músculos:
reduz a sarcopenia e, assim, ajuda na melhora da flacidez muscular;

Imunidade:
contribui para a melhora desta;

Antioxidante:
reduz a agressão nas células;

Ajuda no humor e no sono:
auxilia na serotonina, precursora da melatonina;

Melhora a pressão arterial, pois diminui a rigidez dos vasos;

Melhora o colesterol.

Como usar o Whey para os melhores resultados?

Saiba como eu faço...

É importante lembrar que o Whey precisa entrar na conta de ingestão de proteína. Portanto, eu faço da seguinte forma:

Como peso 50 kg, posso comer até 100 g de proteína por dia, pois treino exercício de musculação;

Se você treina, pode chegar mais perto da dose máxima de consumo no pré ou pós-treino. Isso ajudará na recuperação e construção da sua massa magra;

De Whey, tomo 11 g por dia e, esporadicamente, chego a usar 22 g, distribuídos em duas doses diárias;

Uso diariamente no meu café da manhã (uma caneca de café ralo no liquidificador, batido com 11 g de Whey) ou no lanche da tarde. Pode ser gelado;

O Whey também é prático para levar na bolsa ou em viagem;

Se preferir, pode bater com frutas vermelhas ou até mesmo com abacate amassado. Tudo depende do seu peso e fome;

Consumir um pouco antes da refeição ajuda a melhorar o índice glicêmico.

Tem efeitos colaterais? Tudo em excesso, ou de má qualidade, faz mal para a saúde. Portanto, é importante pesquisar as marcas antes de decidir qual consumir. Além disso, os Wheys de má qualidade possuem muito carboidrato, o que pode fazê-la engordar. Por fim, é essencial limitar a quantidade para que você não a ingira em excesso, sobrecarregando o organismo.

Logo, depende de você a escolha de viver sem sofrer na menopausa e viver com qualidade a sua segunda metade da vida. É possível viver com excelência, sim, mas precisa se mexer e lutar por isso. Se você não fizer nada, nada vai acontecer!

REFERÊNCIAS

1. Cukier C, Magnoni D, Rodrigues AB. Micronutrientes, vitaminas e minerais. In: Magnoni D, Cukier C. Perguntas e respostas em nutrição clínica. São Paulo: Roca; 2001.

2. Dennison EM, Sayer AA, Cooper C. Review epidemiology of sarcopenia and insight into possible therapeutic targets. Nat Rev Rheumatol. 2017;13(6):340-7.

3. Frank AA. Participação do Ácido Fólico, Vitamina B6 e B12 na Prevenção de Enfermidades Associadas ao Envelhecimento. In: Frank AA, Soares EA. Nutrição no envelhecer. São Paulo: Atheneu; 2004.

4. Frank AA, Soares EA. Vitaminas hidrossolúveis: tiamina, riboflavina e niacina. In: Frank AA, Soares EA. Nutrição no envelhecer. São Paulo: Atheneu; 2004.

5. Haidari F, Aghamohammadi V, Mohammadshahi M, Ahmadi-Angali K, Asghari-Jafarabadi M. Whey protein supplementation reducing fasting levels of anandamide and 2-AG without weight loss in pre-menopausal women with obesity on a weight-loss diet. Trials. 2020;21(1):657.

6. Haines CJ, Chung TK, Leung PC, Leung DH, Wong MY, Lam LL. Dietary calcium intake in postmenopausal Chinese women. Eur J Clin Nutr. 1994;48(8):591-4.

7. Heaney RP, Recker RR, Stegman MR, Moy AJ. Calcium absorption in women: relationships to calcium intake, estrogen status, and age. J Bone Miner Res. 1989;4(4):469-75.

8. Hernandez BY, McDuffie K, Wilkens LR, Kamemoto L, Goodman MT. Diet and premalignant lesions of the cervix: evidence of a protective role for folate, riboflavin, thiamin, and vitamin B12. Cancer Causes Control. 2003;14(9):859-70.

9. Janssen I, Heymsfield SB, Ross R. Low relative skeletal muscle mass (sarcopenia) in older persons is associated with functional impairment and physical disability. J Am Geriatr Soc. 2002;50(5):889-96.

10. Kim J, Kim HK, Kim S, Imm J-Y, Whang K-Y. Whey Protein Concentrate Hydrolysate Prevents Bone Loss in Ovariectomized Rats. J Med Food. 2015;18(12):1349-56.

11. Kimura Ai, Sugimoto T, Kitamori K, Saji N, Niida S, Toba K, et al. Malnutrition is Associated with Behavioral and Psychiatric Symptoms of Dementia in Older Women with Mild Cognitive Impairment and Early-Stage Alzheimer's Disease. Nutrients. 2019;11(8):1951.

12. Lappe JM, Travers-Gustafson D, Davies KM, Recker RR, Heaney RP. Vitamin D and calcium supplementation reduces cancer risk: results of a randomized trial. Am J Clin Nutr. 2007 Jun;85(6):1586-91.

13. Lucas B. Nutrição na infância. In: Mahan LK, Escott-Stump S. Krause: alimentos, nutrição e dietoterapia. 9. ed. São Paulo: Roca; 1998. p. 259-78.

14. Norman AW, Frankel JB, Heldt AM, Grodsky GM. Vitamin D deficiency inhibits pancreatic secretion of insulin. Science. 1980;209(4458):823-5.

15. Okereke O, Singh A. The role of vitamin D in the prevention of late-life depression. J Affect Disord. 2016;198:1-14.

16. Wang Y, Xie D, Li J, Long H, Wu J, Wu Z, et al. Association between dietary selenium intake and the prevalence of osteoporosis: a cross-sectional study. BMC Musculoskelet Disord. 2019;20(1):585.

8

DESCUBRA QUANDO É NECESSÁRIO FAZER A REPOSIÇÃO HORMONAL

"Hormônios são para a mulher como a água para a planta; quanto menos se tem, mais rapidamente murchará."

Dra. Vanderléa Coelho

Vamos rever algo que abordei com você ao longo do livro. Quando nascemos, temos basicamente a mesma quantidade de hormônios que os homens. No entanto, conforme nosso organismo adentra na puberdade, os ovários começam a trabalhar e fabricar os hormônios sexuais que fazem parte da nossa identidade feminina, isto é, hormônios como o estrogênio (principalmente) e a progesterona.

Conforme chegamos ao climatério, porém, costumo dizer que os ovários começam a "se aposentar". Isso mesmo: ele vai deixando de trabalhar como antes, até o momento em que já não trabalha mais e se aposenta para sempre.

Isso traz diversas consequências e efeitos para a vida da mulher. Já recebi pacientes que relataram sentir como se tivessem tido sua identidade feminina roubada. No entanto, precisamos entender que a vida vai além dos ovários. O que quero dizer com isso? Bem, com a expectativa de vida cada vez maior, as mulheres vivem cada vez mais anos com ovários "aposentados", e não há nada que justifique uma vida pós-menopausa repleta de complicações!

Para você ter ideia, de acordo com dados do Instituto Brasileiro de Geografia e Estatística (IBGE), a expectativa de vida de uma brasileira ao nascer é de 79,9 anos. Então, apesar de os ovários se aposentarem, seguimos vivendo e, se nada for feito, muitas vezes com pouca qualidade de vida, já que as dezenas de efeitos da menopausa, desde a insônia, calorão e até a depressão, podem impactar diretamente nisso.

Aliás, toda essa sintomatologia característica da menopausa pode levar ao que falei para você, que é o **ciclo da ruína e menopausa perpétua**, prejudicando:
- O casamento: pela falta de apetite sexual e secura vaginal;
- O trabalho: o calorão pode gerar insônia, que compromete sua produtividade;
- A vida social: os fogachos podem gerar situações desagradáveis, por causa do suor excessivo;
- A vida familiar: a falta de energia e o aumento da irritabilidade podem prejudicar as relações com filhos e netos;
- A autoestima: o envelhecimento e a flacidez da pele, o aumento de peso e muitos outros sinais diminuem a autoestima.

Nesse sentido, a terapia de reposição hormonal entra como a "cereja do bolo", aliada às demais estratégias para o estilo de vida que chamo de cuidar da "base do bolo" e que já abordei ao longo deste livro. A associação entre ambas é a excelência para se ter mais saúde e qualidade de vida.

Falando em reposição hormonal, é fundamental aprender alguns conceitos.

Hormônios
O QUE SÃO E ONDE AGEM?

Antes de falar sobre os métodos e benefícios da terapia de reposição hormonal propriamente dita, quero retomar com você um pouco sobre o papel dos hormônios sexuais em nosso organismo.

Os hormônios são substâncias capazes de enviar mensagens entre os órgãos e tecidos para que a função do órgão que recebe essa informação aconteça. São mediadores químicos, produzidos em um local para ativar o funcionamento de outras células em outro local.

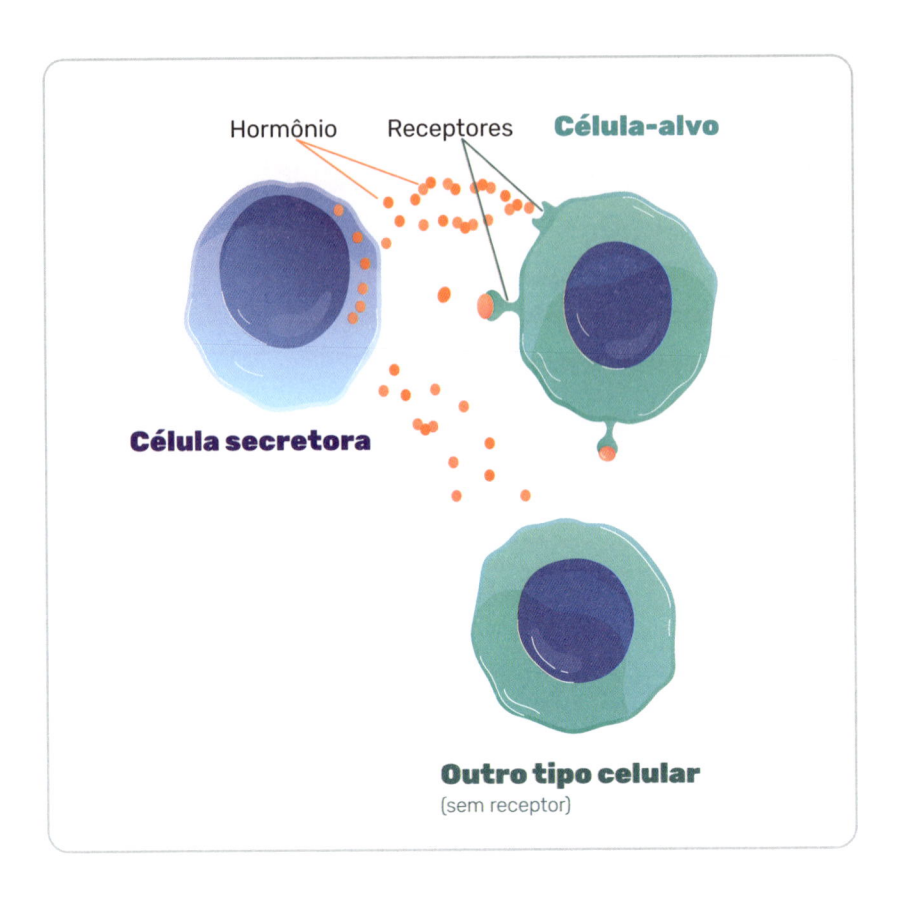

```
          Hormônio   Receptores   Célula-alvo



Célula secretora



                              Outro tipo celular
                              (sem receptor)
```

Fabricados nas glândulas adrenais e nos ovários, são eles: estrogênio, progesterona e testosterona, que possuem basicamente duas ações:

- **Ação reprodutiva:** características sexuais e de preservação da espécie, atuando de forma a garantir o funcionamento do ciclo reprodutivo;
- **Ação não reprodutiva, ou o que chamo de produtiva:** os hormônios sexuais atuam no funcionamento do organismo como um todo, protegendo os vasos sanguíneos e o coração (diminuindo, assim, o risco de infarto e de derrame), agindo nos ossos (evitando a osteopenia, osteoporose e fraturas), estimulando os músculos

(reduzindo, dessa maneira, o risco de sarcopenia), agindo na serotonina (contribuindo com o bem-estar mental), estimulando neurônios para a preservação da memória, atuando no metabolismo e na distribuição da gordura corporal, com estímulo em todas as mucosas, incluindo a vaginal e muito mais ações.

Dessa maneira, é fundamental compreender que os hormônios sexuais possuem um importante papel na nossa saúde física e mental. Ou seja, os hormônios sexuais são importantes por toda a nossa vida – ainda que deixem de ser produzidos a partir da menopausa.

Assim evoluímos por quatro fases e cada uma delas reflete uma etapa de nossas vidas. São elas:

Fase 1 – na infância, os ovários da menina estão adormecidos.

Fase 2 – ao entrar na puberdade, ocorre o despertar hormonal, marcado pela menarca e seguido pela plenitude hormonal.

Fase 3 – quando os ovários começam a adormecer novamente ou se "aposentar", fase marcada pela pré-menopausa ou climatério.

Fase 4 – por fim, os ovários finalmente entram em sono eterno, "aposentam-se", tornando a menopausa oficial.

Se você está na fase 3 ou 4, Rainha, tenho algumas perguntas para você: o que sente que mudou? O que percebe ter vindo junto com o climatério? O que a menopausa não tratada levou da sua vida? Que sintomas passou a ter após os 40 anos: Colesterol alto? Pressão alta? Fogachos? Insônia? Irritabilidade? Aumento de peso? Barriga? Secura vaginal? Cansaço? Cabelos mais fracos? Flacidez na pele? Esses são apenas alguns dos sintomas. E, vamos combinar, viver com esses sintomas nenhuma mulher merece, não é verdade?

Por isso, convido você a mudar o seu *mindset*, caso tenha um "pé atrás" com a terapia de reposição hormonal. Afinal, os hormônios não são vilões, há o jeito certo e a quantidade certa no tratamento, e, com isso, conquista-se segurança e eficácia!

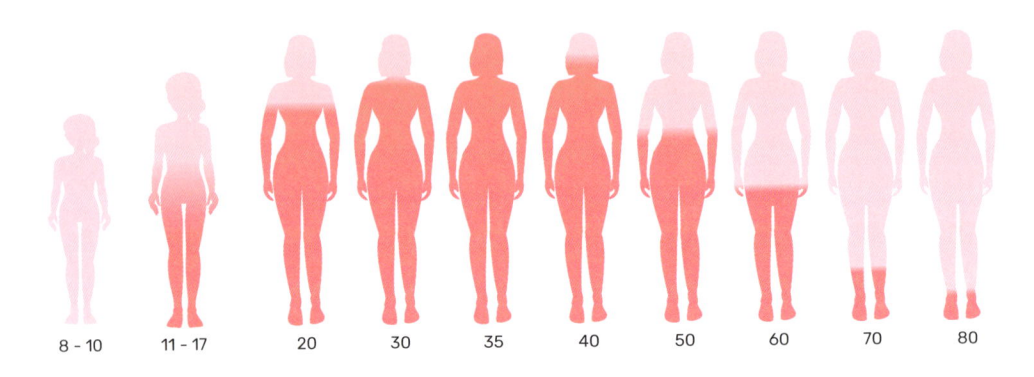

| 8 - 10 | 11 - 17 | 20 | 30 | 35 | 40 | 50 | 60 | 70 | 80 |

■ Estrogênio

Como sabemos, não nascemos apenas para sermos mães; ser mulher vai além disso, e os hormônios possuem ainda um caráter não reprodutivo, que costumo chamar de produtivo! Os hormônios são bons para a pele, para o músculo, para melhorar a qualidade do sono, para manter o metabolismo ativo, para manter a libido em alta, para beneficiar as articulações, os dentes, ossos e várias outras vantagens.

Por isso, a proposta da modulação ou reposição hormonal na fase da menopausa e climatério é deixar os seus hormônios em uma taxa "produtiva", o necessário para que todas as funções celulares aconteçam, pois os hormônios são ativadores para o funcionamento dessas células – diferentemente da função reprodutiva executada pelos ovários, que envolve picos hormonais.

AS VIAS DE REPOSIÇÃO HORMONAL, OS TIPOS DE *hormônios e os hormônios bioidênticos*

Antes de entender sobre as vias e os tipos da terapia de reposição hormonal, deve ficar bem claro que essa é uma estratégia de tratamento para lidar com diversos sintomas decorrentes do climatério e da menopausa. Assim, ela possibilita uma importante melhora na sua qualidade de vida e de toda mulher que dela necessite.

Mas, como eu não quero que você se decepcione, já digo que essa "receita de bolo", que será a sua prescrição médica, vai depender da formação e da experiência do médico que a estiver acompanhando. Não espere que seja uma regra e que você receba os hormônios que leu ou que falaram que seria o melhor para você. Ficou claro?

O que você tem de saber é que há disponível, para que serve e, ao estar preparada, terá a capacidade de argumentar caso não receba a receita que aprendeu como sendo a melhor para o seu caso. E essa avaliação do que é o melhor para você deve ser feita pelo médico que você escolheu, mediante as suas queixas clínicas.

A terapia de reposição hormonal, como o próprio nome diz, consiste em repor em seu organismo aquilo que o ovário deixou de produzir. Podemos fazer isso de diversas formas, descritas a seguir.

AS VIAS DE
reposição hormonal

VIA ORAL - ainda muito usada pelo custo e pela praticidade para a reposição de estradiol e de progesterona. Uma revisão sistemática do Instituto Cochrane concluiu que a terapia de reposição hormonal via oral em mulheres com fogachos e/ou sudorese noturna resultou em redução de 75% na frequência e 87% na severidade dos sintomas vasomotores. Mas o problema é que essa via, no caso do hormônio estradiol, aumenta o risco de doenças tromboembólicas.

VIA TRANSDÉRMICA - pode ser por meio de gel, creme ou adesivo. Não passa pelo intestino nem faz a primeira passagem pelo fígado. De acordo com o periódico científico Nature Reviews Endocrinology (2013), a reposição de estrogênio pela via transdérmica é segura em relação a problemas tromboembólicos.

VIA IMPLANTE - quando falamos de implantes hormonais, é importante entender que há diversos tipos, podendo ser usado para tratar endometriose, miomas uterinos, sangramento uterino anormal e menopausa. Colocados no consultório com anestesia local embaixo da pele, **há implantes que duram 1 ano, outros 6 meses**. Os hormônios são programados para serem liberados diariamente, não passam pelo intestino ou fígado. Apesar do valor mais alto, ganha-se em constância hormonal e praticidade.

VIA VAGINAL - essa via tem sido mais usada, tendo as opções em gel, em creme e recentemente em filmes vaginais. Uma opção interessante para quem não gosta de passar géis ou cremes na pele.

ORODISPERSÍVEL - sendo mais uma opção com os benefícios das acima descritas.

OS TIPOS *de hormônios*

Há vários tipos de hormônios no tratamento dos efeitos do climatério e da menopausa. Há os hormônios sintéticos, desenvolvidos pela indústria, em que as moléculas são completamente diferentes das que o nosso corpo produz, há outros extraídos da urina de égua, e há aqueles extraídos de plantas.

E OS HORMÔNIOS *bioidênticos?*

Nada mais são do que moléculas com a mesma estrutura que a produzida pelo corpo da mulher a vida toda. São aqueles feitos à "imagem e semelhança dos nossos". São eles: o estradiol, o estriol, a progesterona e a testosterona.

Logicamente, os hormônios feitos à "imagem e semelhança dos nossos" terão a mesma ação no receptor nas células, diminuindo os efeitos colaterais, com os mesmos benefícios inerentes à produção hormonal do nosso próprio corpo.

TIPOS DE HORMÔNIOS USADOS NA REPOSIÇÃO
hormonal disponíveis no Brasil

Hormônios cuja molécula é igual à do corpo (isomoleculares ou bioidênticos):
- Estradiol: adesivo, implante, gel, creme ou, ainda, filme orodispersível;
- Progesterona micronizada: oral ou vaginal, ou transdérmica em creme;
- Estriol: vaginal ou transdérmico, ou filme vaginal;
- Testosterona: implante, gel, creme ou filme orodispersível;
- Estradiol: oral.

Hormônios cuja molécula não é similar à nossa:
- Tibolona: oral;
- Estrógenos conjugados: orais;
- Valerato de estradiol: oral;
- Acetato de medroxiprogesterona: oral;
- Acetato de nomegestrol: oral;
- Gestrinona: implante ou vaginal;
- Promestrieno: vaginal;

Hormônios com associação de ambos os anteriores:
- Estradiol + drospirenona: oral;
- Estradiol + noretisterona: adesivo.

E O HORMÔNIO TIBOLONA?

Muito popular, trata-se de um hormônio sintético desenvolvido pela indústria e prescrito em diversos países, que, após ser ingerido, passa a ter ação estrogênica, ação androgênica e ação progestina, tratando assim sintomas da menopausa. Muitas mulheres se beneficiam dele, por ser acessível, sendo apenas um comprimido via oral, de fácil prescrição pelo médico. Pode ter efeitos colaterais como sangramento vaginal, dor mamária, ganho de peso e dor abdominal. Tem as mesmas contraindicações inerentes a qualquer reposição hormonal, devendo ser prescrito sob orientação e acompanhamento médico como qualquer outra terapia. Na prática diária, os profissionais do Instituto Reino da Saúde, entre os quais eu me incluo, não prescrevem a tibolona, pois dentro da metodologia todos estão capacitados para tratar a mulher na menopausa e adotam a prescrição dos hormônios bioidênticos ou isomoleculares.

QUAIS AS CONTRAINDICAÇÕES *para a terapia hormonal?*

Antes de iniciar qualquer tratamento hormonal, é fundamental uma completa investigação da paciente, chamada no Instituto Reino da Saúde de mapeamento, que é a avaliação de todos os órgãos e sistemas através de exames de sangue e de imagem para detectar ou excluir as contraindicações antes de começar a reposição de hormônios. As contraindicações clássicas são:
- Mulheres que tiveram câncer de mama ou endométrio;
- Doença no fígado em atividade;
- Sangramento uterino sem identificação de causa;
- Doença coronariana prévia;
- Lúpus e porfiria.

A "JANELA DE OPORTUNIDADE"

Quando se fala em reposição hormonal, há também a questão da chamada "janela de oportunidade", isto é, de acordo com a literatura, quanto antes iniciar a reposição hormonal, melhor. De acordo com a North American Menopause Society, a terapia de reposição hormonal deve ser iniciada em até dez anos da menopausa (que é a data da última menstruação).

Por exemplo, se a sua menopausa foi aos 50 anos, você tem até os 60 para começar a reposição. Quando o início se dá fora da janela de oportunidade, pode haver mais riscos que benefícios. De qualquer maneira, caso se encaixe em algum dos itens citados anteriormente, tendo contraindicações ou estando fora da janela de oportunidade, não ache que é o fim do mundo: há todas as outras estratégias abordadas ao longo deste livro para que você possa viver sem sofrer com a menopausa.

TODA MULHER DEVE FAZER
reposição hormonal?

Acredito que toda mulher deva querer o melhor para si, não é verdade? Se há algo faltando em seu corpo e que pode ser tratado para melhorar, nesse sentido a minha resposta como mulher e como médica seria: sim, toda mulher sintomática na menopausa tem o desejo de melhorar e, se está apta para fazer a terapia de reposição hormonal, deve realizá-la!

Além do contexto da reposição hormonal no que tange aos sintomas, recomendo ainda que seja indicada na prevenção de doenças relacionadas à menopausa: as que têm maior risco, como o infarto agudo do miocárdio, o derrame, a atrofia urogenital, que é progressiva se não tratada, e ainda a osteoporose.

A falta de hormônios leva a sintomas que impactam em maior risco para as doenças descritas, com prejuízos para a qualidade de vida, não tendo sentido não usar a terapia de reposição hormonal, desde que com acompanhamento de um médico com formação para fazê-lo.

QUANDO COMEÇAR *a repor hormônios?*

A resposta para essa pergunta é mais simples do que parece! Pense no seu dia a dia: quando é que você decide que deve comer algo? Quando está com fome, certo? O mesmo funciona para a reposição hormonal: se há o sintoma, o indicativo de que algo não está funcionando corretamente, significa que seu corpo está sentindo falta de alguma substância, nesse caso o hormônio. Então, será bem-vindo repô-lo! Assim, o momento ideal para iniciar a terapia é quando começarem a surgir os sintomas que podem ser indicativos da queda hormonal.

Algumas mudanças são indicativas do momento de começar a repor hormônios relacionados às queixas referidas e ocorrem frequentemente antes da menopausa. Algumas das queixas são:

- Padrão menstrual: se você não usa medicação anticoncepcional, ocorre irregularidade menstrual. Por exemplo: intervalo curto – 20 dias (antes eram 30); número maior de dias; quantidade de sangue aumentada, que pode gerar anemia e desconforto;
- Alteração do humor: maior chance de depressão, ansiedade e irritabilidade;
- Mudança no padrão do sono, calorões;
- Cansaço, baixa energia, falta de libido;
- Alterações no metabolismo: aumento de peso, "criando" uma barriga e dificuldade em emagrecer;
- Aumento do colesterol, triglicerídeos e resistência à insulina;
- Infecção urinária de repetição;
- Redução da lubrificação vaginal etc.

Se esse é o seu caso, procure um bom médico para ouvir e ajudar você. Ele vai avaliá-la clinicamente, solicitar exames como: exame de sangue, ver seu perfil hormonal, estado das mamas, dos ossos, do útero, coração e vasos sanguíneos, entre outros – isso é o que peço para as minhas pacientes no Instituto Reino da Saúde, que eu chamo de mapeamento. Se está tudo bem após essa avaliação completa, inicia-se o tratamento, com seguimento que eu proponho que, nas primeiras consultas, seja a cada dois a três meses e depois semestral.

Lembrando que o que funciona para uma mulher pode não funcionar para outra, por isso a avaliação e o acompanhamento são tão importantes – cada organismo é único!

ATÉ QUANDO FAZER A *reposição hormonal?*

Quando a terapia de reposição hormonal é iniciada, há um período de busca do equilíbrio hormonal. Quando encontrado, entra-se, então, na fase de manutenção, que preconizo que ocorra a cada seis meses, quando se reavalia se está indo tudo bem com o organismo e o funcionamento hormonal.

Mas e depois? Até quando a mulher deve utilizar os hormônios? Bem, se você sofre, a menopausa deixa de ser algo fisiológico (natural) e passa a ser patológico (uma doença). Lembre-se do que eu já falei: se há sintomas e disfunção, devem ser tratados, sendo essa uma orientação da OMS. Todos os sintomas, decorrentes do declínio hormonal, acabam sendo doenças. Todas têm inclusive um CID, código para identificar as doenças.

O que acontece até os dias de hoje é que há muitas mulheres que não se tratam e sofrem pela desinformação, má informação e medo; estão esperando passar a menopausa; começam a se tratar e abandonam o tratamento, por terem medo ou pensarem que já se trataram; há aquelas a quem os médicos dizem que já deu o tempo, que é hora de parar. Que loucura!

Entenda, tratar a menopausa é um conjunto de ações que inclui a terapia de reposição hormonal, e você tem de seguir todo o tratamento – e ser acompanhada para fazer ajustes se necessários e garantir a segurança e eficácia dele!

O equilíbrio hormonal é, como eu já disse, a "cereja do bolo". É uma parte do tratamento. O restante você deve cuidar por meio de tudo que aprendeu neste livro: alimentação, exercício físico, suplementação e até sua mentalidade. A mentalidade do tipo 7 que você aprendeu no Capítulo 3 é aquela que a faz manter o controle das suas decisões, fazendo o que deve ser feito para tudo dar certo, e com isso você pode se tratar para toda a vida.

O tratamento e o acompanhamento devem ser feitos de rotina pelo médico que você escolheu e que seria o seu "menopausologista" – apesar de não existir essa especialidade, deve ser o profissional preparado para saber o que acontece com você nessa fase de climatério e menopausa, para ouvi-la, orientá-la e adotar estratégias para que os seus resultados sejam os melhores no que depender dele e, logicamente, de você mesma. É uma parceria de saúde para toda a vida!

Por atuar no universo feminino há quase 30 anos, com foco em mulheres na menopausa e no climatério nos últimos dez anos, desenvolvi uma metodologia para tratar essa fase e treinei um time de "menopausologistas" para executarem esse processo no Instituto Reino da Saúde – um local especializado em saúde feminina, menopausa e climatério – por entender a importância de profissionais capacitados para que a mulher recupere a sua saúde para viver bem a sua segunda metade da vida. Viver sem sofrer com os sintomas da menopausa!

OITO PASSOS
para tratar a menopausa

1 Prepare seu terreno biológico, nutrindo suas células com bom combustível, com a alimentação que combine com o seu metabolismo, desinflamando para que as mesmas executem as suas funções.

2 Exercite-se regularmente, principalmente com exercício de força para melhorar a massa muscular, aumentar a taxa metabólica basal, otimizando a queima de gordura corporal e oxigenando mais seus órgãos, para melhor funcionamento.

3 Gerencie seu estresse físico, faça a gestão do seu dia a dia, não se sobrecarregue com uma *overdose* de tarefas das quais não consegue dar conta, gerando ansiedade. Uma tarefa por vez.

4 Cuide do seu estresse mental, o qual também afeta a sua imunidade. Medite!

5 Invista na sua qualidade de sono. Pratique a higiene do sono, que é o seu ritual para dormir, desacelerando, para que seu cérebro possa produzir os hormônios necessários para um sono reparador.

6 Encontre o seu "menopausologista", mesmo não havendo essa especialidade; busque um médico com experiência nessa fase para ajudá-la a repor os hormônios que faltam, caso não tenha contraindicações, e que possa acompanhá-la em toda a sua jornada de saúde.

7 Caso você tenha contraindicações ou esteja fora da janela de oportunidade, há tratamentos não hormonais, como acupuntura, homeopatia, fitoterapia e suplementos que vão ajudá-la no alívio dos sintomas.

8 Não aceite sofrer com o impacto da menopausa sintomática na sua vida. Diga não ao ciclo da ruína e à menopausa perpétua.

REFERÊNCIAS

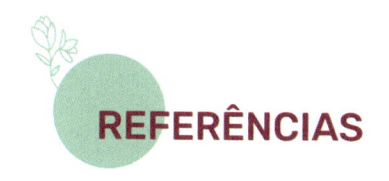

1. Brasil Escola. Hormônios. [acesso em março de 2021]. Disponível em: https://brasilescola.uol.com.br/biologia/hormonios.htm

2. Burger H. Hormone replacement therapy in the post-Women's Health Initiative era. Report a a meeting held in Funchal, Madeira, February 24-25, 2003. Climacteric. 2003;6 Suppl 1:11-36.

3. Ettinger B, Pressman A, Bradley C. Comparison of continuation of postmenopausal hormone replacement therapy: transdermal versus oral estrogen. Menopause. 1998;5(3):152-6.

4. Instituto Brasileiro de Geografia e Estatística. Tábua Completa de Mortalidade para o Brasil – 2018. Breve análise da evolução da mortalidade no Brasil. Rio de Janeiro: IBGE; 2019.

5. Maclennan AH, Broadbent JL, Lester S, Moore V. Oral oestrogen and combined oestrogen/progestogen therapy versus placebo for hot flushes. Cochrane Database Syst Rev. 2004;18(4):CD002978.

6. Rozenberg S, Vandromme J, Antoine C. Postmenopausal hormone therapy: risks and benefits. Nat Rev Endocrinol. 2013;9(4):216-27.

7. Soares CN, Prouty J, Poitras J. Ocorrência e tratamento de quadros depressivos por hormônios sexuais. Rev. Bras. Psiquiatr. 2002;24:supl. 1:48-54.

8. The North American Menopause Society. The 2012 hormone therapy position paper of the North American Menopause Society. Menopause. 2012;19(3):257-71.

9. Wehba S, Machado RB, Fernandes CE, Ferreira JAS, Aldrighi JM, et al. Aspectos clínicos e metabólicos de mulheres na pós-menopausa tratadas com tibolona. Rev Bras Ginecol Obstet. 2000;22(11):37-41.

10. Burger H. Hormone replacement therapy in the post-Women's Health Initiative era. Report a a meeting held in Funchal, Madeira, February 24-25, 2003. Climacteric. 2003;6 Suppl 1:11-36.

11. Ettinger B, Pressman A, Bradley C. Comparison of continuation of postmenopausal hormone replacement therapy: transdermal versus oral estrogen. Menopause. 1998;5(3):152-6.

12. Gambacciani M, Monteleone P, Genazzani AR. Low-dose hormone replacement therapy: effects on bone. Climacteric. 2002;5(2):135-9.

13. Hill DA, Crider M, Hill SR. Hormone Therapy and Other Treatments for Symptoms of Menopause. Am Fam Physician. 2016;94(11):884-9.

14. MacGregor EA. Estrogen replacement and migraine. Maturitas. 2009;63(1):51-5.

15. McGarry K, Geary M, Gopinath V. Beyond Estrogen: Treatment Options for Hot Flashes. Clin Ther. 2018;40(10):1778-86.

16. Patient information. Treating menopausal symptoms. Am Fam Physician. 2010;82(7):809-10.

17. Yasui T, Uemura H, Takikawa M, Irahara M. Hormone replacement therapy in postmenopausal women. J Med Invest. 2003;50(3-4):136-45.

9

ENTENDA ISTO PARA VOCÊ USAR HORMÔNIOS SEM MEDO

"As verdades derrubam os mitos que foram criados pela má informação e pela desinformação."

Dra. Vanderléa Coelho

Como sabemos, muitas mulheres não assumem, escondem e evitam falar sobre a menopausa, o que faz com que muitos mitos se espalhem. Com isso, inúmeras dúvidas apareçam, e fica difícil saber onde buscar fontes confiáveis, com respaldo científico e experiência prática nesse campo.

Além disso, o fato de não existir uma especialidade médica voltada unicamente para a menopausa torna tudo mais difícil. Logo, as demais especialidades não preparam o profissional para lidar especificamente com mulheres em declínio hormonal.

Para seguir meu percurso profissional, focado em ajudar mulheres na menopausa, precisei fazer inúmeras especializações e ainda preciso estudar diariamente, para me manter atualizada. Todas as horas de atendimento no consultório foram, e são, fundamentais para o meu entendimento acerca das peculiaridades de cada mulher.

Por fim, o fato de eu ser uma mulher que está na fase da menopausa, como você, facilita tudo! Afinal, eu te entendo! Eu sei o que você está passando... já senti tudo isso **na pele, pelo impacto do desequilíbrio hormonal!**

Portanto, digo que deveria existir o médico "menopausologista", uma vez que tratar a menopausa demanda compreender não apenas os aspectos físicos, mas também as manifestações psicológicas envolvidas nessa fase.

Inúmeras falácias são perpetuadas tanto pelo senso comum, pelo "achismo" (eu acho que... quem acha não sabe), quanto por profissionais da área da saúde que não estão preparados para ouvir o que a mulher sente, colocar-se no lugar dela, entender o impacto dos sintomas da menopausa não tratada sobre a vida dela como um todo.

Por isso, neste capítulo vou esclarecer algumas das falácias sobre essa fase.

1

É NORMAL TER BARRIGA COM O AVANÇO DA IDADE?

Não! A maioria das mulheres tem barriga na menopausa, mas isso não é normal! Não se conforme! Não se acomode! Digo que a barriga da menopausa é um "alien"! Uma parte estranha, que se apossa do seu corpo, que não faz parte de você e, ainda por cima, destrói a sua saúde!

Na menopausa, devido à falta dos hormônios femininos, temos tendência a perder o nosso padrão corporal. Assim, deixamos de ter o padrão pera (ginecóide), no qual a deposição de gordura acontece predominantemente nos glúteos, quadris e nas coxas, e desenvolvemos o padrão maçã (androide), em que a gordura passa a se acumular nos braços e no tronco (costas, abdômen, mamas).

Com isso, a gordura acumulada na região abdominal é a **gordura visceral, ou seja, a do pior tipo possível!** Isso porque ela fica impregnada entre os órgãos, prejudicando o seu funcionamento e empurrando a parede abdominal para fora, fazendo-a parecer uma mulher grávida. Além disso, a gordura visceral funciona como um órgão endócrino, produzindo substâncias nocivas, que inflamam o organismo como um todo. Por isso, ter barriga aumenta o risco para o desenvolvimento de doenças cardiovasculares, resistência à insulina, diabetes, hipertensão, cânceres, entre outras.

Não importa se você está fora do peso ou se é magra... ter barriga, seja pequena, média ou grande, indica que seu corpo apresenta uma inflamação crônica, capaz de gerar grandes prejuízos ao longo do tempo!

Para que os hormônios atuem favorecendo a sua saúde, seu corpo não pode estar inflamado, e ter barriga é ter inflamação;

por isso, para repor hormônios, você deve eliminar essa barriga, que, apesar de ser comum, pelas más escolhas alimentares, não combina com o seu metabolismo. Ela é anormal.

Portanto, se você tem um "alien", comece a traçar um plano para extirpá-lo, já! Acredite, não é questão de estética! Não é lutar pela "barriga chapada"! É uma séria questão de saúde: quanto mais gordura na barriga você ganha, mais saúde você perde!

2

A TERAPIA DE REPOSIÇÃO HORMONAL ENGORDA?

Não! Pelo contrário, é justamente a falta de hormônios que faz com que a mulher na menopausa tenha facilidade em engordar e dificuldade em emagrecer, se não adequar a alimentação para essa fase. Quadro que piora pela perda de massa muscular, redução do metabolismo e resistência à insulina, resultantes do desequilíbrio hormonal.

Porém, tudo depende de o seu médico escolher a molécula certa, na dose adequada, e a melhor via de administração. Se tudo for feito corretamente, de acordo com suas necessidades, efeitos colaterais como aumento de peso não vão acontecer.

3

A TERAPIA DE REPOSIÇÃO HORMONAL CAUSA CÂNCER DE MAMA?

Não! Esse é um dos maiores mitos! Pense bem... não faria sentido os hormônios causarem câncer, já que todo o nosso crescimento, desenvolvimento e funcionamento dependem de diversos tipos de hormônios... não é?

Saiba que as células cancerígenas são formadas a partir de lesões e falhas no DNA. Surpreendentemente, grande parte dessas falhas não ocorre por herança genética, mas sim por maus hábitos de vida, nos quais os genes são lesados!

Assim, 90% a 95% dos casos de câncer de mama não são hereditários, sendo adquiridos pelo estilo de vida inadequado, que torna nosso corpo um ambiente favorável para o desenvolvimento do câncer. Os principais fatores de risco para o desenvolvimento de células cancerígenas em nosso terreno biológico são:

- Má alimentação;
- Obesidade;
- Sedentarismo;
- Estresse crônico;
- Álcool;
- Cigarro;
- Noites mal dormidas;
- Xenoestrógenos (substâncias artificiais que poluem o meio ambiente);
- Poluentes ambientais;
- Sentimentos frequentes de tristeza, amargura, infelicidade e frustração.

Porém, lembre-se de que os hormônios estimulam as células e são essenciais para a saúde. Mas eles não são capazes de diferenciar células saudáveis de células com o DNA lesado. Ou seja, os hormônios vão estimular tanto o que é bom quanto o que é ruim! Por isso é tão importante adotar um estilo de vida saudável!

Se você tiver um terreno biológico desfavorável, isto é, que propicie o desenvolvimento de falhas no DNA, a reposição hormonal pode acelerar esse processo. Assim, a modulação hormonal não causa câncer, mas, caso você não cuide da sua saúde e não faça o acompanhamento adequado, pode acelerar o crescimento do câncer que você já teria futuramente. Reforçando, os hormônios certos não causam câncer, mas acabam estimulando o crescimento de um câncer que já existe!

Logo, a melhor forma de se prevenir é abandonar os hábitos que favorecem o surgimento desse tipo de doença.

Por fim, saiba que os únicos cânceres que são contraindicações para a terapia de reposição hormonal são: (I) câncer de mama; (II) câncer de endométrio; (III) um tipo de câncer de ovário, muito raro, chamado endometrioide. Ou seja, nos demais casos de câncer, é possível inclusive utilizar hormônios! De acordo com o atual consenso da Associação Brasileira de Climatério (SOBRAC), não há contraindicação de terapia de reposição hormonal para mulheres cuja mãe e/ou irmã tiveram câncer de mama. Além disso, estudos comprovam que o uso da terapia protege contra o câncer de intestino, que é o terceiro tipo mais recorrente entre as mulheres.

4

QUEM TEM PRESSÃO ALTA NÃO PODE FAZER A TERAPIA DE REPOSIÇÃO HORMONAL?

Pode sim! Desde que a pressão arterial esteja controlada! Isso porque os hormônios atuam no relaxamento dos vasos. O hormônio estrogênio é benéfico para os vasos sanguíneos, com ação vasodilatadora através de uma substância chamada óxido nítrico.

A falta de hormônios pode levar à resistência das artérias e aumento da pressão arterial. Lembrando que há diferentes tipos de hormônios, e os que eu me refiro aqui são aqueles similares à molécula do corpo, que são os bioidênticos ou isomoleculares. Os hormônios com moléculas diferentes podem impactar negativamente na pressão arterial.

5
QUEM TEM MIOMAS NÃO PODE FAZER A TERAPIA DE REPOSIÇÃO HORMONAL?

Pode sim! Saiba que os miomas são nódulos benignos que acometem grande parte das mulheres e que ocorrem pelo desequilíbrio hormonal. Essas formações tendem a diminuir na menopausa, já que há redução do estímulo hormonal sobre os mesmos.

Mas a reposição hormonal bem-feita, nas doses adequadas, não interfere ou estimula muito raramente o crescimento dos miomas, porém os benefícios da modulação hormonal são muito maiores do que o risco de crescimento dos miomas na menopausa. Só é preciso acompanhamento médico frequente, com controle e ultrassom transvaginal antes de iniciar a reposição e durante o uso de hormônios.

6
A TERAPIA DE REPOSIÇÃO HORMONAL AUMENTA O RISCO DE TROMBOSE?

Não aumenta, se for pela via transdérmica ou implantes ou via vaginal; apenas se for pela via oral! Tenha em mente que, se tiver outros fatores de risco para trombose associados, como tabagismo, sedentarismo e excesso de peso, pode haver risco aumentado se a via for a oral. Assim, para eliminar qualquer perigo, o ideal é não utilizar hormônios por essa via, já que estes, ao passarem pelo fígado, *têm mais risco de formar substâncias trombogênicas.*

Lamentavelmente, a menopausa ainda segue envolta de inúmeras crenças infundadas, sem comprovação científica. Quantas delas ainda estão na sua mente e a impedem de tomar uma atitude?

Saiba que crença é todo um conjunto de informações, ideias e conceitos que vamos absorvendo das mais diversas fontes e logo se tornam verdades absolutas em nossa vida. Assim, aquilo que você acredita se torna real para o seu cérebro, mesmo que as informações não sejam verdadeiras!

Por isso, muitas pessoas, até mesmo os médicos mais conservadores, acreditam que suportar os sintomas da menopausa faz parte da vida da mulher. Consideram que engordar, perder o sono e morrer de calor faz parte desse processo.

Muitas acreditam, ainda, que merecem sofrer e que é normal sentir que a vida não tem mais sentido. Muitas pensam que tratar a menopausa é caro, acessível a poucas.

Enfim, são infinitas as mentiras que, ao serem repetidas por décadas e décadas, se tornaram verdades em nossa sociedade. Por isso me empenho tanto em romper todos esses tabus, fazendo com que cada vez mais mulheres escolham tratar a menopausa, de forma racional e segura, buscando informações em fontes realmente confiáveis!

Diante de tudo isso, espero que você se esforce para abandonar todas as velhas crenças erradas sobre a menopausa e a modulação hormonal. Chegou o momento de deixar os "achismos" de lado e acreditar nos resultados da ciência e na experiência de quem vive e trata a menopausa!

Não se conforme!

Não aceite sofrer!

Não aceite uma vida mediana!

Você pode e merece ter uma vida de qualidade!

De nada adiantam todas as informações contidas neste capítulo e no livro como um todo se você não as utilizar em seu favor!

Assuma a responsabilidade de tratar a sua menopausa, ganhar saúde e resgatar a sua verdadeira essência!

Tenha as rédeas da sua vida!

Estou aqui para mostrar a você os caminhos e os melhores atalhos... porém, só você mesma pode realizar a sua caminhada!

Não espere mais! Comece a mudar, agora mesmo, tudo aquilo que já identificou que precisa ser reajustado!

COM O TRATAMENTO ADEQUADO, É POSSÍVEL VIVER COMO SE A MENOPAUSA SIMPLESMENTE NÃO EXISTISSE!

É assim que eu vivo!
E é isso que eu desejo para você!
Afinal, qual o sentido da vida, senão ser feliz?
E para ser feliz é fundamental ter saúde!

REFERÊNCIAS

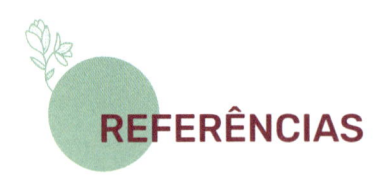

1. American Cancer Society. Breast Cancer Risk Factors You Cannot Change. [acesso em março de 2021]. Disponível em: https://www.cancer.org/cancer/breast-cancer/risk-and-prevention/breast-cancer-risk-factors-you-cannot-change.html

2. Avgerinos KI, Spyrou N, Mantzoros CS, Dalamaga M. Obesity and cancer risk: Emerging biological mechanisms and perspectives. Metabolism. 2019;92:121-35.

3. Associação Brasileira de Climatério. Consenso Brasileiro de Terapêutica Hormonal da Menopausa. São Paulo: SOBRAC; 2018.

4. Cummings SR, Tice JA, Bauer S, Browner WS, Cuzick J, Ziv E, et al. Prevention of breast cancer in postmenopausal women: approaches to estimating and reducing risk. J Natl Cancer Inst. 2009;101(6):384-98.

5. Elizabeth L, Machado P, Zinöcker M, Baker P, Lawrence M. Ultra-Processed Foods and Health Outcomes: A Narrative Review. Nutrients. 2020;12(7):1955.

6. Fiolet T, Srour B, Sellem L, Kesse-Guyot E, Allès B, Méjean C, et al. Consumption of ultra-processed foods and cancer risk: results from NutriNet-Santé prospective cohort. BMJ. 2018;360:k322.

7. Jayedi A, Soltani S, Zargar MS, Khan TA, Shab-Bidar S. Central fatness and risk of all cause mortality: systematic review and dose-response meta-analysis of 72 prospective cohort studies. BMJ. 2020;370:m3324.

8. Kerr J, Anderson C, Lippman SM. Physical activity, sedentary behaviour, diet, and cancer: an update and emerging new evidence. Lancet Oncol. 2017;18(8):e457-e471.

9. Klaunig JE. Oxidative Stress and Cancer. Curr Pharm Des. 2018;24(40):4771-8.

10. Latino-Martel P, Cottet V, Druesne-Pecollo N, Pierre FHF, Touillaud M, Touvier M, et al. Alcoholic beverages, obesity, physical activity and other nutritional factors, and cancer risk: A review of the evidence. Crit Rev Oncol Hematol. 2016;99:308-23.

11. Lawrence MA, Baker PI. Ultra-processed food and adverse health outcomes. BMJ. 2019;365:l2289.

12. Pöschl G, Seitz HK. Alcohol and cancer. Alcohol Alcohol. 2004;39(3):155-65.

13. Long MD, Martin CF, Galanko JA, Sandler RS. Hormone replacement therapy, oral contraceptive use, and distal large bowel cancer: a population-based case-control study. Am J Gastroenterol. 2010;105(8):1843-50.

14. Rodriguez FD, Coveñas R. Biochemical Mechanisms Associating Alcohol Use Disorders with Cancers. Cancers (Basel). 2021;13(14):3548.

15. The NAMS 2017 Hormone Therapy Position Statement Advisory Panel. The 2017 hormone therapy position statement of The North American Menopause Society. Menopause. 2017;24(7):728-53.

10

ENFIM, VOCÊ É A RAINHA DA SUA HISTÓRIA E DA SUA VIDA!

"Rainha é você, que decidiu estar no controle, ter as rédeas da sua vida, tomando as decisões necessárias para alcançar os resultados que merece ter, para você viver a sua melhor vida... Rainha é a que primeiro se ama, para depois amar e ser amada."

Dra. Vanderléa Coelho

Chegamos ao capítulo final deste livro, mas ainda há alguns pontos que eu acredito serem de extrema importância para abordar com você.

Não quero perder a oportunidade de modificar qualquer visão deturpada ou equivocada que você tenha sobre essa fase da vida, porque, pela experiência que eu tenho, trabalhando com a **saúde feminina há mais de 30 anos**, sei muito bem que, quando não fazemos algo corretamente ou quando não nos dedicamos como deveríamos, não vemos os resultados que desejamos, e isso, muitas vezes, acaba sendo um fator para desistirmos.

E aqui quero falar sobre **como não desistir**. Chega de desistir de si mesma! É mais do que hora de se colocar em primeiro lugar, cuidar da sua máquina humana, investir no seu próprio reinado. Seja o que você nasceu para ser, a Rainha da sua vida!

RESSIGNIFICANDO
a sua menopausa

Quero que você seja sincera comigo e, principalmente, consigo mesma e reflita sobre as seguintes questões: como tem sido a menopausa para você? Está sendo como esperava? Como a sua vida vem sendo impactada? Você está tendo dificuldades em lidar com as mudanças ocasionadas pela "aposentadoria" de seus ovários? Como tem lidado com tudo isso? Identificou-se com um dos tipos de mentalidade expostos no Capítulo 3?

Esse exercício de reflexão é importante, pois se trata de autoconhecimento, e somente quando nos conhecemos e entendemos nossa situação é que, de fato, podemos fazer algo conscientemente para mudá-la e tornar a nossa realidade o mais próximo possível da que almejamos.

Se a sua passagem pelo climatério tem sido um período de insegurança e sofrimento, peço que respire fundo e acredite: você não está sozinha. Há solução, você só precisa encontrar o melhor caminho! **Este livro vai ajudá-la na sua jornada, sendo um guia para você.**

O climatério é um fenômeno biopsicossocial que marca a transição do período reprodutivo para o não reprodutivo na vida de toda mulher. Apesar de algumas mulheres que se dizem assintomáticas ou têm poucos sintomas durante a menopausa, a maioria sofre com os diversos sintomas e consequências que essa fase pode trazer.

Percebo que ainda é um grande tabu falar sobre esse tema, pois a menopausa está associada a estar ficando velha. Com isso, muitas mulheres dizem que "não têm menopausa", e há aquelas que se silenciam, que "sofrem caladas" como dizia a minha avó/mãe, Maria Cecília Coelho.

Por exemplo, quantas mulheres estão vivendo com a obesidade e o sobrepeso decorrentes dessa fase, passando a ganhar peso ou engordando mais ainda, sentindo-se muito incomodadas com o corpo, mas pensam que é assim mesmo, que é normal, que é da idade, impactando consideravelmente na saúde, na autoestima e na vida como um todo?

De acordo com um artigo publicado em 2015 no periódico científico Reprodução e Climatério, da Sociedade Brasileira de Reprodução Humana, o despreparo pode gerar dificuldades no enfrentamento da síndrome do climatério e comprometer a qualidade de vida e/ou a satisfação pessoal.

Outro estudo, realizado com mulheres no Reino Unido, concluiu que cerca de 5% das mulheres nessa fase sentem dificuldade de lidar com o trabalho durante a transição pela menopausa, e cerca de 10% das mulheres que experienciam sintomas severos durante a menopausa chegam, inclusive, a abandonar o emprego.

Tudo isso nos mostra que a menopausa não tratada pode, sim, ser uma etapa muito complicada e turbulenta na vida de uma mulher. Muitas acabam se divorciando nessa fase, pois, se a mulher que passa por tudo isso não está preparada e não sabe o que está havendo com o seu corpo, imagina o parceiro ou marido?

> Já tive pacientes cujo casamento acabou pelos efeitos dos sintomas da menopausa sobre a vida conjugal. O ciclo da ruína as afetou consideravelmente.

Me recordo de uma das minhas pacientes que me marcou muito, tanto que fiz uma *live* que está no meu canal Dra. Vanderléa Coelho no YouTube, e que me fez chorar. Quando ela chegou para a consulta comigo o marido a havia abandonado. Veio a menopausa e ela sem saber, estava esperando passar, ouvindo de todos que isso é normal e com isso a vida conjugal e familiar arruinou-se, pois ela tinha uma falta de libido enorme, secura vaginal, dor no ato sexual... e isso a levou a rejeitar cada vez mais o marido, chegando ao ponto de mandá-lo buscar outra mulher na rua para que ele pudesse ter uma vida sexual. O que houve? Ela mandou e ele foi mesmo! Ela o via se arrumar e se perfumar e com o tempo ele encontrou uma nova parceira e pediu o divórcio. Uma história entre tantas histórias do ciclo da ruína gerada pela menopausa não tratada.

Mas isso não significa que "é o fim", significa que temos que aceitar a menopausa, pois ela vem para 100% das mulheres, mas não temos que nos conformar com os sintomas e as consequências que a menopausa traz e, com isso, viver a nossa vida "pela metade". Não, mesmo!

No que depender de mim, farei tudo o que for possível para conscientizar cada vez mais mulheres de que é possível dar um novo significado para a menopausa. Isso quer dizer que temos de aceitar que ela vem para todas nós, saber o que ela traz, mas não temos de nos conformar. Devemos agir e tornar essa fase um ciclo de felicidade, autoestima elevada e realizações!

É possível promover longevidade com qualidade de vida? Sim, este livro lhe ensinou formas de lidar, tratar e superar muitos dos sintomas da menopausa. Mas é importante entender que cada organismo é único, por isso muitas vezes o que funciona para uma pessoa não necessariamente exerce os mesmos efeitos para outra.

Além disso, nosso corpo responde como uma "receita de bolo". Se você quer que ele funcione corretamente, deve seguir todos os passos! Nesse sentido, você deve ter percebido como a alimentação é um dos fatores primordiais no tratamento da menopausa, por isso as alunas do meu programa de emagrecimento *on-line* para a menopausa e climatério (Programa Magra Após os 40), além de emagrecerem, recuperam a saúde que vinham perdendo nessa fase.

Durante a menopausa, diversas mudanças ocorrem no seu metabolismo, fazendo com que você tenha maior tendência não apenas a engordar, mas a acumular gordura visceral, com mudança da sua forma corporal, do padrão chamado pera para o padrão maçã, criando uma barriga que eu chamo de "alien", parecendo estar grávida.

Só que essa aparência de "grávida" não é questão de estética, e sim geradora de parte dos sintomas que pioram ou aparecem nessa fase, bem como fator de risco para várias patologias, como a síndrome metabólica, demência, cânceres, entre outras doenças crônicas e degenerativas.

Com tantas consequências, ainda pouco faladas e reconhecidas na prática diária pela medicina tradicional, é imprescindível que você se prepare e assuma as rédeas da sua menopausa e climatério, sabendo o que acontece em seu corpo quando vem a falência dos ovários, adotando um comportamento proativo para você passar bem longe ou poder emergir do ciclo da ruína e da menopausa perpétua.

Para isso, a sua alimentação deve ser a base do seu funcionamento celular, para que a sua "máquina humana", que é o seu corpo, tenha um "combustível" de melhor qualidade, com alimentos que combinam com o seu metabolismo, pois o que funcionava antes da menopausa não funciona mais. Dessa forma, com seu corpo bem nutrido, você terá aumento de energia, estando preparada para o próximo passo, a prática de exercício físico regular, caso ainda esteja sedentária.

Um corpo sedentário está menos oxigenado, tem menos músculo, tende a ser mais dolorido, mais depressivo e ansioso, com mais flacidez, e tudo isso traz uma série de prejuízos, sejam imediatos, como menor gasto energético, e em longo prazo, podendo evoluir para sarcopenia, osteoporose e fraturas; menos músculo e menos ossos trazem mais riscos para quedas, com maiores danos para a saúde e qualidade de vida.

E tem mais: tanto a alimentação certa como a prática regular de exercício físico trazem, entre tantos benefícios, a melhora do sono. Dormir corretamente é fundamental para o equilíbrio de hormônios e processos de regeneração celular, contribuindo para o controle do estresse. Este em excesso, traz vários prejuízos, impactando negativamente no próprio sono, na manutenção do peso saudável e na energia para praticar exercícios.

Por isso, praticar a higiene do sono, que é criar um ritual para dormir, faz toda a diferença na sua qualidade do sono.

COMO PRATICAR A HIGIENE DO SONO
(seu ritual diário para dormir):

- Defina um horário para ir para a cama, por exemplo, 22 horas;
- A partir desse horário, desconecte-se de radiação eletromagnética, como celulares, computadores e *tablets*;
- Reduza as luzes do ambiente;
- Adapte a temperatura do seu quarto;
- Nada de televisão no quarto;
- Tome seu banho relaxante;
- Não fale de problemas antes de dormir;
- Não assista a noticiários ruins nem a filmes estressores;
- Faça uma refeição de fácil digestão, se possível, de 2 a 3 horas antes de deitar;
- Evite excesso de água antes de dormir;
- Ao deitar, deixe seu quarto todo escuro, para produzir a melatonina, que é o hormônio do sono;
- Crie uma oração de agradecimento;
- Repita a oração quantas vezes for necessário ao se deitar, para que seu cérebro entenda que é hora de descansar. Ela ainda a ajudará a bloquear pensamentos que geram ansiedade em você;
- Ao despertar no meio da noite, traga a mesma oração para a sua mente.

Seguindo a "receita de bolo", vem o uso de fitoterápicos, recursos que podem ser adotados para combater os sintomas desagradáveis trazidos pela menopausa, e ainda o uso de suplementos, para potencializar seus resultados.

Mas lembre-se: consulte um especialista para que ele possa avaliá-la e orientá-la em relação às indicações, doses, associação de ativos, bem como contraindicações tanto para o uso de fitoterápicos como o de suplementos.

Por falar em consultar um especialista, ele é fundamental para orientá-la em relação à terapia de reposição hormonal, que é um dos pilares para tratar a menopausa e o climatério, que eu chamo de "cereja do bolo". A "base do bolo", que é cuidar do seu corpo, é seguir tudo o que eu já falei para você neste livro.

No que se refere à modulação ou reposição hormonal, ela deve ser feita por um médico com experiência em menopausa e climatério, após uma avaliação médica completa para descartar se há contraindicações, e depois o acompanhamento, enquanto você estiver fazendo a reposição de acordo com o protocolo do médico que a acompanha.

Na metodologia para tratar a menopausa no Instituto Reino da Saúde, as médicas "menopausologistas" fazem todo o mapeamento por meio de exames de sangue e imagem para avaliar o funcionamento de todos os órgãos e sistemas para iniciar o tratamento. Depois vem o acompanhamento de rotina, para avaliar se está tudo bem e fazer os ajustes necessários para restaurar, preservar e otimizar a saúde.

Até quando fazer a modulação ou reposição hormonal? Adoro a resposta do Dr. Nilson Melo, ginecologista de São Paulo, um mestre, que se dedica à saúde feminina e está à frente das sociedades ligadas à menopausa e ao climatério. Ele disse em uma aula que é possível fazer até os 180 anos... simplesmente amei quando ele respondeu dessa maneira, acrescentando que o "Divino" errou em nossa conta, mas que podemos resolver esse problema.

> O que ele quer dizer, e eu concordo 100%, é que se a reposição está trazendo sempre mais benefícios, saúde e qualidade de vida para a mulher, pode ser mantida por tempo indeterminado, desde que ela invista para que seu corpo se mantenha saudável – "base do bolo" –, com todo o estilo de vida que deve ser adotado para que o corpo esteja preparado para o estímulo certo – "a cereja do bolo", a reposição hormonal.

Rainha, ao levar em conta todos esses recursos que abordei com você ao longo deste livro, tenho certeza de que muita coisa irá melhorar em sua vida. Mas, para que isso ocorra, você precisa querer melhorar, não é verdade? Para falar sobre essa questão, é importante abordar um último item, para que você termine a leitura desta obra e esteja completamente preparada para superar sem estresse os desafios impostos pela menopausa. Você precisa se responsabilizar por sua vida e suas escolhas!

VAMOS FALAR SOBRE *responsabilidade...*

Quanta coisa você deixou de fazer por estar sofrendo com a menopausa? Quantas vezes já sentiu como se não fosse produtiva o suficiente ou não estivesse dando o melhor de si? Você ainda pode mudar isso!

O que você gosta de fazer? O que sempre quis fazer e ainda não fez? Você ainda tem muitos anos de vida pela frente, e agora é o momento de decidir como serão: reclamando das adversidades ou com uma mentalidade vencedora? Sim, a sua mentalidade (o *mindset*, que abordei no Capítulo 3, no início do livro) é muito importante nessa jornada!

O QUE SIGNIFICA *autorresponsabilização?*

A autorresponsabilização significa que você é a única responsável pela vida que está levando. Então, basicamente, ocorre da seguinte forma:

- Você faz uma escolha, e ela dá certo;
- Você faz uma escolha que não dá certo, mas você se conforma com o resultado;
- Você não escolhe e, assim, deixa que outra pessoa faça as escolhas por você.

Consequentemente, tudo que está vivendo pode ser por boa, ou má escolha, mas também por omissão ou permitir que escolham para você. Ao longo da vida, passamos por fases diferentes de responsabilização, ou seja:

- Quando somos crianças, ainda não temos autonomia. Por isso, nossos pais fazem as escolhas por nós;

- Na adolescência, ficamos no meio-termo, ou seja, já temos capacidade de escolher algumas coisas, mas ainda dependemos de nossos pais para tomar decisões em alguns aspectos;

NA FASE ADULTA, DEVEMOS ASSUMIR *o controle de nossas vidas!*

Já não somos mais crianças, não podemos deixar que outros estejam escolhendo ou nos delegando ações principalmente na segunda metade da vida. Nós mesmas é que devemos assumir o controle da nossa própria vida.

Por isso eu quero saber: você está sofrendo na menopausa? Quais são os sintomas que fazem com que você sofra? E o que você está fazendo com isso? Está deixando que outros decidam por você? Você está esperando a menopausa passar suportando esse sofrimento? Se até mesmo o seu ginecologista não quer te tratar, você ainda continua com ele? Se sua vizinha disse que a terapia de reposição hormonal dá câncer, por isso você desistiu?...

Por ação ou por omissão a escolha é sua! Afinal, quem é que deve decidir sua vida? Entenda, se não assumir o controle de sua vida, a tendência é que tudo continue igual e, provavelmente, nunca melhore.

Culpar terceiros pelo que ocorre com você não a levará muito longe. Acredite! Ao assumir a responsabilidade para si, você dá o primeiro passo para entender o que ocorre consigo mesma e, dessa maneira, poder melhorar.

Foi pensando nisso tudo que compartilho com você cinco leis, inspiradas numa leitura que me encantou: a obra *Para cambiar tu vida y sentirte mejor*, de autoria do especialista em biologia molecular Estanislao Bachrach, professor de Liderança e Inovação no MBA da Universidad Torcuato Di Tella, em Buenos Aires. Vamos a elas?

As cinco leis da autorresponsabilização para que você se torne a Rainha da sua vida

1ª LEI

TENHA CONSCIÊNCIA DA MENOPAUSA

Não se mantenha na ignorância. A menopausa faz parte do ciclo da vida da mulher. Seus ovários param de funcionar, mas isso também significa que quem entra na menopausa entrou no ciclo de mais longevidade.

Isso mesmo! Na Antiguidade, nem toda mulher conseguia chegar até a idade de entrar na menopausa. Estar na menopausa significa, então, longevidade. Exerça a gratidão e agradeça por isso!

Os "ovários se aposentaram", isso você não pode mudar. Pode até ser uma barreira, mas você pode se preparar para a menopausa, pode viver muito bem sem os ovários funcionando com tudo o que aprendeu aqui – viver com saúde plena!

2ª LEI

NÃO CULPE A MENOPAUSA PELO QUE ESTÁ ACONTECENDO COM VOCÊ

Se você tem consciência do que é a menopausa, não pode mais culpá-la. E, ao trazer a responsabilidade para você, aí sim poderá fazer algo a respeito.

Se você está engordando, se está infeliz, se está sofrendo, e ainda assim segue criticando a menopausa, irá tirar a responsabilidade que deve ter com sua saúde e qualidade de vida. Eu sei, é mais fácil culpar os outros ou até mesmo algo de que não pode se defender, como a menopausa. Mas ela é a sua menopausa, e é você quem deve tomar uma atitude e buscar melhorar. Pare de brigar com o inevitável e passe a ditar as regras do jogo.

3ª LEI

NÃO BUSQUE CULPADOS

Não adianta parar de culpar a menopausa e passar a culpar os outros, que o médico não a trata como você gostaria, que as pessoas não estão lhe dando o apoio que esperava, enfim... Um bom profissional, que é muito bom em uma determinada área, pode não ser o ideal para ajudá-la com determinadas questões.

Há um exemplo que gosto muito de dar às minhas pacientes e alunas: uma doceira pode ser muito boa em fazer bolo de cenoura, mas se você quer um bolo de chocolate com chantili, ela pode não ser a mais indicada para essa receita – e isso não tira, jamais, o mérito dela em fazer um delicioso bolo de cenoura! Essa analogia vale para o médico.

O que quero dizer? Não adianta tentar achar culpados se é você quem deve ter a responsabilidade de identificar e solucionar seus problemas. Uma Rainha não usa seu tempo procurando culpados, na zona de conforto. Uma Rainha usa seu tempo para buscar uma solução. Pare de buscar culpados e passe a buscar soluções! Se um profissional não atende às suas necessidades, procure outro até encontrar.

4ª LEI

NÃO SE FAÇA DE VÍTIMA

Estando na zona de conforto, o mundo é culpado e você é a vítima. Tudo ocorre porque você é atingida. Não deixe que os outros decidam por você ou se deixe levar, conformando-se com migalhas. Pare de ter pena de si mesma ou de se colocar numa situação para que os outros a tenham; você não é uma coitadinha. Você é uma rainha, lembra-se? Então, pare de se vitimizar, de deixar que os outros decidam por você e se torne uma rainha vencedora. Isso é possível, desde que você queira, acredite e se esforce!

5ª LEI

NÃO JUSTIFIQUE SEUS ERROS, APRENDA COM ELES

O que você está fazendo e não está funcionando? É hora de parar. Se você está tentando resolver algo, não consegue bons resultados e segue nesse caminho, é hora de mudar. Somente ao parar de justificar seus erros você conseguirá aprender com eles, sendo persistente e tomando decisões melhores. Sim, para atingir seus objetivos é preciso parar de insistir no que não funciona e passar a ser persistente, usando sua resiliência para encontrar outras soluções!

Procure novos recursos, novos caminhos. Você deve mudar suas estratégias, até encontrar o que funciona para você. O caminho para viver sem sofrer na menopausa e com qualidade de vida não é uma linha reta; você deve ir encontrando atalhos, desviando-se de empecilhos e superando os obstáculos.

Se a sua jornada estiver difícil, seja para emagrecer, seja para tratar os demais sintomas, saiba que o programa Magra após os 40 pode ajudá-la a emagrecer, para que a sua "base do bolo" esteja bem cuidada, e também o Instituto Reino da Saúde, uma clínica dedicada à saúde da mulher na fase da menopausa e climatério com um time de "menopausologistas" para auxiliá-la em consultas presenciais ou por telemedicina.

Você livre do ciclo da ruína e da menopausa perpétua e pronta para viver sem sofrer na menopausa e no climatério! E que venha a segunda metade da vida, para ser vivida com saúde na sua plenitude.

Você decide a sua vida: ou ser uma Rainha Marruda, que está no controle, que decide, que age para fazer a sua vida acontecer, que não se conforma com a menopausa, que não desiste, ou você tem um comportamento de "mimizenta", que sempre reclama, que espera sempre que façam por você, que deixa que decidam por você, que culpa a menopausa. Estou certa de que você escolheu estar no controle, assumindo as rédeas de sua história ao ter consciência da menopausa, por dizer não à ignorância.

Meu papel aqui é mostrar para você que há, sim, uma luz no fim do túnel e que a menopausa não significa apenas a passagem para o período não reprodutivo, também um período com mais maturidade e produtivo, repleto de realizações.

Quero que, assim como tem sido para mim, nessa fase da maturidade você possa colher frutos e plantar o que quiser. Por isso, entenda: você já chegou até aqui, logo já conhece as ferramentas de que precisa para conquistar mais saúde e qualidade de vida ao longo dessa etapa.

Agora é com você! Sua escolha será deixar se abater ou vencer a menopausa aplicando tudo o que você aprendeu neste livro? Estou certa que a partir de hoje você assumirá o controle da sua vida e da sua história e viverá a excelência na segunda metade da vida. Espero que este livro tenha despertado a sua consciência para a vida que você pode, deve e merece viver!

Deixo aqui para você todas as minhas mídias sociais onde publico muitos conteúdos gratuitos que podem te ajudar ainda mais para que você continue sendo a Rainha da sua vida.

TELEGRAM - rainhas_empoderadas

INSTAGRAM - @dravanderleacoelho

FACEBOOK - dra.vanderleacoelho

SITE BLOG - vanderleacoelho.com.br

YOUTUBE - DraVanderleaCoelho

REFERÊNCIAS

1. Amore M, Di Donato P, Berti A, Palareti A, Chirico C, Papalini A, et al. Sexual and psychological symptoms in the climacteric years. Maturitas. 2007;56(3):303-11.

2. Coleman PM. Depression during the female climacteric period. J Adv Nurs. 1993;18(10):1540-6.

3. Curta JC, Weissheimer AM. Perceptions and feelings about physical changes in climacteric women. Rev Gaucha Enferm. 2020;41(spe):e20190198.

4. Halbe HW, Fonseca AM. Síndrome do climatério. In: Halbe HW. Tratado de Ginecologia. 3. ed. São Paulo: Roca; 2000.

5. Hoga L, Rodolpho J, Gonçalves B, Quirino B. Women's experience of menopause: a systematic review of qualitative evidence. JBI Database System Rev Implement Rep. 2015;13(8):250-337.

6. Hunter M, Battersby R, Whitehead M. Relationships between psychological symptoms, somatic complaints and menopausal status. Maturitas. 1986;8(3):217-28.

7. Kleiverda G. Is het de overgang? [Climacteric complaints?]. Ned Tijdschr Geneeskd. 2012;156(41):A5253.

8. Kopenhager T, Guidozzi F. Working women and the menopause. Climacteric. 2015;18(3):372-5.

9. Lewis R, Newson L. Menopause at Work: a survey to look at the impact of menopausal and perimenopausal symptoms upon women in the workplace. Newson Health Research and Education. [acesso em março de 2021]. Disponível em: https://d2931px9t312xa.cloudfront.net/menopausedoctor/files/information/323/Lewis%20%20Newson%20BMS%20poster%20SCREEN%20(1).pdf

10. Lomônaco C, Tomaz RAF, Ramos MTO. O impacto da menopausa nas relações e nos papéis sociais estabelecidos na família e no trabalho. Reprodução & Climatério. 2015;30(2):58-66.

11. Machado LV. Endocrinologia ginecológica. Rio de Janeiro: Medsi; 2000

12. Oldenhave A, Jaszmann LJ, Haspels AA, Everaerd WT. Impact of climacteric on well-being. A survey based on 5213 women 39 to 60 years old. Am J Obstet Gynecol. 1993;168(3 Pt 1):772-80.

13. Rousseau ME. Women's midlife health. Reframing menopause. J Nurse Midwifery. 1998;43(3):208-23.

14. Taechakraichana N, Jaisamrarn U, Panyakhamlerd K, Chaikittisilpa S, Limpaphayom KK. Climacteric: concept, consequence and care. J Med Assoc Thai. 2002;85 Suppl 1:S1-15.

15. Tesseri E, Andreassi S, Andreassi S, De Pascale A. [Depression and nutrition in a group of women during climacteric]. Minerva Ginecol. 1993;45(3):125-9.

**INFORMAÇÕES SOBRE NOSSAS PUBLICAÇÕES
E ÚLTIMOS LANÇAMENTOS**

- editorapandorga.com.br
- /editorapandorga
- pandorgaeditora
- editorapandorga

- vitaleditora.com.br
- /selovital
- vitaleditora

PandorgA

VITAL